RECHERCHES

SUR LA

QUESTION DE L'INNOCUITÉ DU LAIT

PROVENANT DE NOURRICES SYPHILITIQUES

PAR

Ernest GALLOIS,

Docteur en médecine de la Faculté de Paris,

PARIS

V.-A. DELAHAYE ET Cie, LIBRAIRES-ÉDITEURS

Place de l'École-de-Médecine.

1877

RECHERCHES

SUR LA

QUESTION DE L'INNOCUITÉ DU LAIT

PROVENANT DE NOURRICES SYPHILITIQUES

RECHERCHES

SUR LA

QUESTION DE L'INNOCUITÉ DU LAIT

PROVENANT DE NOURRICES SYPHILITIQUES

PAR

Ernest GALLOIS,

Docteur en médecine de la Faculté de Paris,

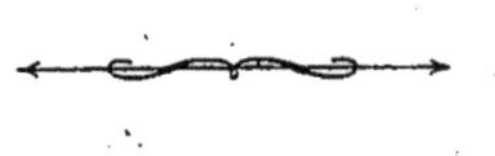

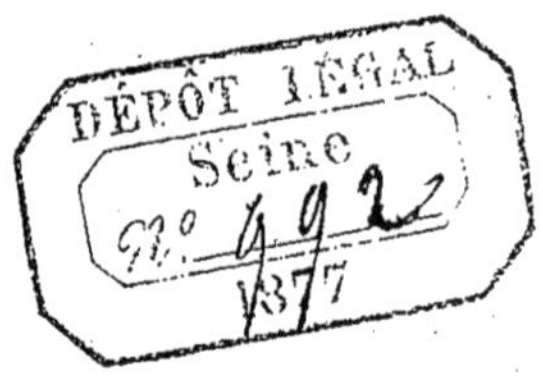

PARIS

V.-A. DELAHAYE ET Cie, LIBRAIRES-ÉDITEURS

Place de l'École-de-Médecine.

1877

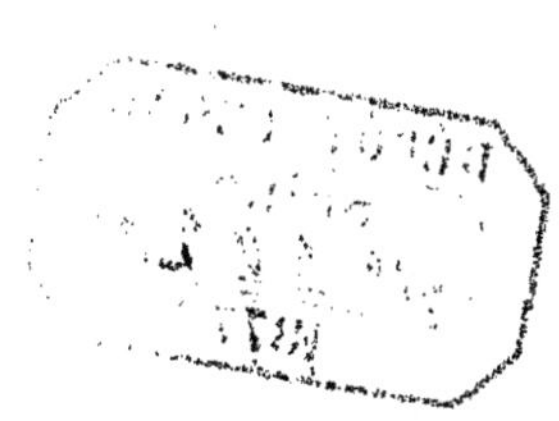

RECHERCHES

SUR LA QUESTION

DE

L'INNOCUITÉ DU LAIT

PROVENANT DE NOURRICES SYPHILITIQUES

AVANT-PROPOS.

Les quelques pages que nous venons ajouter aux montagnes de livres qui traitent de la syphilis, ne constituent pas une œuvre originale.

Cinquante et quelques auteurs pour le moins ont, peu ou beaucoup, dans un sens ou dans l'autre, parlé du lait comme mode de transmission de la vérole. — En outre, notre modeste position d'externe des hôpitaux de Paris ne nous a pas permis d'observer souvent des nourrices syphilitiques; encore moins avons-nous pu nous livrer à des expériences que nos maîtres les plus illustres ne se sont pas cru le droit d'entreprendre.

Mais la lecture de nombreux travaux isolés sur la matière, et surtout, nous devons le dire, les conseils de notre ami le Dr Louis Jullien, agrégé à la Faculté de médecine de Nancy, nous ont fait entrevoir la possibilité de réunir, de coordonner les arguments des uns, les observations des autres.

Nous devons en outre à l'obligeance de M. Dron, l'éminent chirurgien de l'Antiquaille, dont nous avons pu suivre autrefois le cours aussi complet qu'intéressant, une observation prise dans son service, observation aussi concluante que possible, et qui doit peser d'un grand poids en faveur de l'opinion que nous allons défendre.

Sans avoir donc la prétention de présenter ici des recherches toutes personnelles, nous montrerons, autant qu'il sera en notre pouvoir, l'état actuel de la question. Nous suivrons les diverses péripéties du problème, depuis sa naissance (il eut Nisbet pour parrain), jusqu'à sa solution ; car les observations ou expériences de Dron à Lyon, de Pellizzari à Florence, de Padova à Pavie et de Profeta à Palerme, mettent, à notre avis, hors de doute l'innocuité absolue dont jouit le lait d'une femme vérolée, au point de vue de la transmission du virus syphilitique.

L'histoire de cette question nous offrira trois périodes bien marquées. La première s'étend de Catanéus (1505) à Nisbet (1760). Tous les auteurs d'alors donnent le lait comme pouvant transmettre la vérole.

A partir de Nisbet la question se discute, mais le plus souvent à grand renfort de théories, rarement avec preuves à l'appui.

Hunter le premier rapporte des observations; il se montre énergiquement partisan de l'innocuité.

Diday, en 1854, inaugure la troisième période, la période de discussion vraie, en critiquant les travaux de ses prédécesseurs.

Depuis, le problème a marché plus rapidement à une solution. En 1866, Lancereaux discutait, mais n'affirmait rien ; en 1869, Profeta expérimentait encore, et dernièrement dans un article du Dictionnaire de Dechambre, Rollet, précisait ses idées à ce sujet et se prononçait formellement en faveur de l'innocuité.

Il semblait donc que la question fût suffisamment étudiée, discutée, résolue même, quand un journal allemand, publié à Saint-Pétersbourg, est venu tout récemment relater trois observations du Dr Woss. Cette fois encore il s'agit d'inoculations ; mais la question est résolue en sens inverse.

Au milieu de toutes ces discussions, nous ferons observer que bien peu des auteurs que nous allons citer ont tenu compte des travaux antérieurs. L'idée de la contagiosité était aussi arrêtée dans l'esprit de Melchior Robert que celle de l'innocuité chez Hunter. Et cependant, Melchior Robert n'est pas prolixe quand il réfute les arguments de Hunter; et Rollet de son côté n'a pu consacrer que quelques lignes aux expériences si nettes et si concluantes de Padova et de Profeta.

Dernier arrivé, nous avons pu étudier suffisamment ces auteurs pour rester convaincu que la vérité ressort clairement des expériences italiennes. C'est donc surtout grâce à ces documents que nous allons aborder cet intéressant problème, dont la solution n'a pas seulement un intérêt historique, mais importe également à l'hygiène et à la médecine légale.

Notre travail sera divisé en quatre chapitres.

I. Historique jusqu'à Diday (1854).

II. Partie clinique de la démonstration ; observations dans un sens ou dans l'autre et leur discussion.

III. Partie théorique. Expériences d'inoculation.

IV. Applications à l'hygiène et à la médecine légale.

CHAPITRE PREMIER.

HISTORIQUE.

Le premier auteur qui ait songé à la transmission de la vérole de nourrice à nourrisson, paraît être un partisan de l'innocuité :

« In primis lactantibus prima infectio apparet in ore aut in « facie ; et hoc accidit propter mammas infectas, aut faciem, « aut os nutricis, seu alicujus alterius. » Ainsi s'exprime Gaspard Torella dès 1498. Diday, qui cite ce passage, pense que le *proptre mammas infectas* désigne évidemment une lésion locale de la nourrice. Ce n'était donc pas dans l'absorption du lait que Torella voyait un danger pour l'enfant.

Dans un sens opposé, Cataneus, qui écrit quelques années plus tard, se montre plus explicite. Il range en ces termes l'allaitement parmi les causes possibles de la maladie :

« Sexta causa poterit esse, et de facto est, potus lactis « malâ qualitate infecti (1). »

Il n'entre, du reste, dans aucune espèce de détails et se contente d'affirmer qu'il a vu des enfants infectés pendant l'allaitement :

« Plures infantulos lactantes, tali morbo infectos. »

Le silence complet de cet auteur en ce qui concerne la transmission par hérédité, laisserait même supposer que l'infection de l'enfant par le lait, était la seule admise par lui.

(1) Cataneus. De morbo gallico, 1505.

Trois ans après, Georges Vella revenait sur la question et, tout en manifestant des doutes sur l'hérédité, affirmait la transmission par le lait : « Ad secundum dicendum quod « infantes inficiuntur ex suctione lactis a nutrice infectâ » (1).

Benedictus, médecin allemand (2), Almenar médecin espagnol (3), traitent incidemment la question toujours résolue dans le même sens.

Fracastor, dont les ouvrages sont plus souvent cités, s'exprime ainsi : « Vidi infantes qui e suctu lactis a matre aut « nutrice affecti sunt » (4).

Massa (1536) admet le fait d'après le dire de ses contemporains.

Paracelse l'affirme en ces termes : « Lues venerea ad in- « fantes transit conceptione ac lacte » (5).

A cette époque parurent de nombreux traités sur le bois de gaïac (*lignum sanctum*) et son emploi pour le traitement de la *grosse vérole*.

Au milieu des nombreuses discussions soulevées à ce propos, nous retrouvons encore, nette et précise, l'affirmation de la contagion possible par le lait. C'est ainsi qu'on peut lire dans Alphonse Ferri de Naples : « Ut cum affectum fuerit nutricis « corpus, potione ligni sancti, affecto etiam lacte atque alte- « rato quo vescitur infans alteretur illius corpusculum lacte « sic medicato atque curetur » (6).

Nous ne ferons que mentionner Jean-Baptiste Montani de

(1) Georges Vella. De morbo gallico opusculum, 1508.

(2) Benedictus. De morbo gallico libellus, 1510.

(3) Almenar. De morbo gallico libellus, 1512.

(4) Frascastor. De syphilide, seu morbo gallico lucubratio, 1530.

(5) 1529.

(6) De morbo gallico et ligni sancti naturâ... 1537.

Verone (1), Auguste Ferrer de Toulouse (2), Gabriel Fallope de Modène (3), Rondelet de Montpellier (4), Ambroise Paré (5) et Bernardo Tornitani de Padoue (6). Un certain nombre d'auteurs de cette époque croient à la transmission de la syphilis de la nourrice au nourrisson. Ont-ils cru que le lait était le véhicule du virus ?

Pour Antoine Lecoq, la vérole se communique : « quando « que ab ore, quando que a mammis » (7). Pour Brassavola : « Qui sicut mammarum suctu infantes malum trahunt » (8). La même idée non moins obscure, se retrouve chez Rodriguez (9), Botallo d'Asti (10), Borgaruzio (11), et chez Francanzianus, qui conseille de laver avec soin la bouche de l'enfant et le mamelon de la nourrice. (12).

Pendant une période de quarante ans environ, nous ne trouvons rien qui se rapporte à l'infection par le lait.

Eustache Rudius y revient pour se montrer beaucoup plus affirmatif encore que ses devanciers ; pour lui, la contagion n'est pas seulement possible, elle est nécessaire : « Qui gal-« licum virus sub lactis aut alimenti specie devorant, de ne-« cessitate inficiuntur necullo pacto ejus imperium effugiunt,

(1) Joannis Baptistæ Montani Veronensis. De morbo gallico tractatus, 1550.
(2) Aug. Ferrer. De pudendayra libri duo, 1553.
(3) G. Fallopii. De morbo gallico tractatus, 1555.
(4) Rondelet. Montpellier. De morbo gallico, 1560.
(5) Ambroise Paré. Œuvres complètes. Paris, 1561.
(6) Bern. Jomitani. De morbo gallico, 1563.
(7) Ant. Lecoq. De ligni sancto, 1540.
(8) Mus. Brassavola. De morbo gallico liber, 1550.
(9) Rodriguez. De morbo gallico et gallica scabie epistolæ duæ, 1554.
(10) Botallo d'Asti. Luis veneræ curandæ ratio..., 1563.
(11) Borgaruzio. De morbo gallico, 1566.
(12) Francanziani. De morbo gallico liber, 1564.

« præsertim si infantes sint, » et dans un autre passage : « Si quod corpus imparatissimum lac gallicâ venenositate « infectum bibet, de necessitate inficietur » (1).

Alcmarianus, Dolois (2) croient toujours à la nocuité du lait, et Blegny, ce même Blegny pour qui le virus syphilitique était : « des acides mêlés et incorporés avec des corpuscules spiritueux et ignés », disait dans son livre : « Une nourrice vérolée peut donner la maladie à son nourrisson par l'usage corrompu du lait de ses mamelles ». (3).

Il est bien certain que la présence de corpuscules ignés et spiritueux mêlés à des acides, ne pouvait moins faire que de corrompre au dernier degré le lait des nourrices.

Deux auteurs plus graves vinrent ensuite, qui appuyèrent de toute leur autorité la doctrine de la contagion. Nous voulons parler de Boerhaave et d'Astruc.

Boerhaave, le premier, publie un fait : il raconte sans détails une histoire de syphilis infantile contractée : « lacte et papillis infectis » (4).

Pour Astruc, la vérole peut se communiquer : « ..... 3° lac- « tatu, sive impura nutrix alumnum sanum lactet, nam « tunc lac vitiatum quod subministratur tenellum infantis « corpusculum simili vitio citó contaminat, sive alum- « nus..... » (5).

Du même avis sont encore : Fabre, élève de Jean-Louis

(1) De morbis occultis et venenates libri quinque. Venetiis, 1590.

(2) Dolois. Cours de médecine théorique et pratique. Lyon, 1673.

(3) Blygny. L'art de guérir les maladies vénériennes. Paris, 1673.

(4) Boerhaave. Tractatus medico practicus de lue aphrodisiaca. Venetiis, 1765.

(5) Astruc. De morbis venereis, 1773.

Petit (1), Gardane (2), Doublet (3) et Bell qui dit positivement: « Un enfant peut-être infecté par le fait d'avoir sucé le lait d'une nourrice syphilitique » (4).

Voilà donc une période de près de trois siècles pendant laquelle un nombre considérable de livres ont paru sur la syphilis. Toutes les circonstances, du reste, étaient réunies pour diriger dans ce sens les recherches des médecins du temps : l'apparition récente du fléau, au moins en tant qu'épidémie, la nouveauté du sujet, l'irrégularité des symptômes. Nous devons même remarquer que jusqu'à Boerhaave et Astruc on s'occupait bien plus de discuter sur l'origine de la maladie et son siége dans le foie ou ailleurs, que d'en décrire les symptômes. L'histoire du gaïac à elle seule occupe une large place dans les traités que nous avons cités ; et parmi ces nombreux écrits, sauf l'histoire aussi vague que possible racontée par Boerhaave, il n'y a pas un fait à l'appui de cette opinion unanime sur le sujet qui nous occupe. Et, chose bizarre, non-seulement tous ces auteurs affirment la contagion, mais encore nous avons vu plusieurs d'entre eux, Rudius ou Blegny par exemple, la donner comme nécessaire.

Bien que Nisbet soit le premier chez qui nous trouvions affirmée l'innocuité du lait, il est peu probable que le premier il ait soutenu cette idée réellement nouvelle. Il eût attaché plus d'importance à une phrase aussi significative que celle dans laquelle il touche à la question d'une manière

(1) Fabre. Essai sur les maladies vénériennes : où l'on expose la méthode de feu M. Petit, 1765, et Traité des maladies vénériennes, 1775.

(2) Gardane. Direction du Bureau des nourrices. Paris, 1875.

(3) Doublet. Paris, 1781.

(4) Bell. Traité de la gonorrhée virulente.

tout à fait incidente. Il eût developpé sa pensée et présenté des raisons,

« On sait, dit-il, que le lait lui-même est exempt de toute virulence » (1). Il est à peu près certain que la question venait d'être discutée.

Quelques années plus tard, en Italie, Fritze essayait de démontrer l'innocuité non-seulement du lait, mais encore de toutes les sécrétions. « Ni le sang, écrit cet auteur, ni la salive, ni le lait des personnes atteintes, ne présentent de propriétés contagieuses » (2). Mais Nisbet et Fritze n'eurent pas de nombreux partisans : plus que jamais on revint à l'ancienne idée que le lait donnait la vérole aux enfants.

M. Stoll met parmi les causes d'infection : « lactatio in- « fantis non infecti per nutricem infectam » (3).

Croit-il à la transmission par le lait, ou à la présence nécessaire d'accidents mammaires ? C'est ce que nous pouvons difficilement élucider, nous basant sur des affirmations aussi vagues.

Nous en arrivons à deux auteurs qui ont eu au moins l'intention d'aborder ce sujet, nous voulons parler de Mahon et de Bertin. Le titre de leurs ouvrages comportait du reste l'examen de la question, et pour l'un d'eux l'allaitement devait tenir une large place parmi les causes d'infection.

Malheureusement, Mahon mourut avant d'avoir achevé son œuvre et les deux passages suivants sont les seuls qui se rattachent à notre sujet : « Lorsque l'enfant a sucé le mal avec le lait d'une nourrice infectée, l'espoir de la méthode de

(1) Nisbet. Essai sur la théorie et la pratique des maladies vénériennes. Paris 1760.

(2) Fritze. Compendio sulle malattie venerec. Pavie, 1795.

(3) Stoll. Prelectiones, 1794.

traitement indirect lui est enlevé. » Et plus loin : « Si comme les faits nous y forcent, il faut admettre que bien des nourrices vérolées infectent leurs nourrissons par leur lait, il faut aussi admettre qu'elles peuvent le guérir par la même voie » (1).

C'est avec raison, croyons-nous, que Bertin a été mis par Diday au nombre des partisans de la contagion. La lecture du passage suivant ne peut que confirmer cette idée :

« Un enfant né sain, de parents non syphilitiques est confié à une nourrice infectée. Après un temps plus ou moins long il est attaqué de chancres à la bouche, les glandes du cou s'engorgent, des pustules se manifestent. Peut-on nier dans ce cas le mode d'infection par l'allaitement? Ce mode de transmission est si généralement reconnu, si unanimement adopté qu'il semblerait snperflu de le discuter, si nous ne trouvions pas ici sous nos pas J. Hunter (2). »

Pour Swediaur (3) et Barbantini (4) le lait, dans aucun cas ne peut être une cause de contagion. Vingt ans plus tard, un Lyonnais, Baumès, se prononçait de nouveau pour la transmission, s'appuyant disait-il sur l'expérience. Il jugeait les faits vus par lui assez concluants pour négliger de les citer sous forme d'observations. Il approfondit cependant la question beaucoup plus qu'on ne l'avait fait jusque-là.

(1) Mahon. Histoire de la médecine clinique et recherches importantes sur l'existence, la nature et la communication des maladies syphilitiques dans les femmes enceintes, dans les enfants nouveau-nés et dans les nourrices. Paris, 21 février 1804, p. 419.

(2) Bertin. Traité des maladies vénériennes chez les nouveau-nés, chez les femmes enceintes et les nourrices. Paris, 1810, p. 24.

(3) Swediaur. Traité complet sur les symptômes, etc. Paris, pluviôse an IX.

(4) Barbantini. Del contagio venereo. Lucca, 1820.

« La transmission, dit-il, peut avoir lieu de la nourrice à son nourrisson par son lait. Des vues théoriques seules ont pu faire nier cette transmission par Hunter (1) et un petit nombre d'autres. Cependant les faits..... ne sont pas rares... il est peu d'auteurs qui n'en aient cité... il est peu de praticiens qui n'en aient vu des cas... Il s'en est présenté plusieurs à l'hospice de l'Antiquaille... les faits ne manquent pas à l'hospice de la Charité... Consultez les hommes de mérite... chacun pourra vous citer des cas remarquables dont il a été témoin » (2).

Nous devons reconnaître cependant que cet article, aussi long que peu précis, se termine par l'affirmation d'un fait. Baumès a vu un enfant infecté par une nourrice qui avait en même temps un nourrison malade.

Pour plus de clarté nous joindrons cette observation à celles qui sont discutées dans notre deuxième chapitre. Nous n'aurons pas de peine à la trouver en défaut.

Il est vrai que son adversaire, dont le nom se rattache de lui-même à cette discussion, n'apporte pas de preuves tout à fait irrécusables à l'appui de son opinion.

« On suppose, dit Hunter, que l'haleine, la sueur, portent avec elles la contagion syphilitique. On croit que le lait des mamelles peut contenir le poison vénérien et affecter l'enfant qui le suce. Mais plusieurs raisons renversent cette hypothèse. D'abord l'observation apprend qu'aucune des sécrétions n'est affectée par ce poison, à moins que l'organe sécréteur n'ait été préalablement affecté par l'irritation

(1) Hunter n'avait pas encore fait paraître son Traité de la syphilis, mais s'était, paraît-il, déjà dans ses leçons montré partisan de l'innocuité.

(2) Baumès. Précis théorique et pratique sur les maladies vénériennes. Lyon, 1840.

vénérienne ou n'ait contracté son mode spécifique d'action. En outre, si l'organe sécréteur était affecté de manière à produire un pus semblable à celui qui est fourni par un ulcère de la gorge, il ne pourrait être cause de contagion. Enfin, le véritable pus vénérien, lors même qu'il est ingéré dans l'estomac, n'affecte ni ce viscère, ni la constitution générale » (1). Suit une observation bien souvent citée et que nous retrouverons au chapitre II.

Longtemps après cette lutte entre Hunter et Baumès, en décembre 1850, M. Cullerier souleva la question à l'Académie de médecine. Il y lut un mémoire, dont la conclusion était appuyée sur cinq faits de nourrices infectées, dont les enfants étaient restés sains.

De ces cinq observations, dont nous donnerons l'analyse, M. Cullerier conclut que : *la loi de contagion de la syphilis est la même chez l'enfant que chez l'adulte*. L'opinion contraire est pour lui fondée sur un défaut d'observation, sur l'oubli de certains détails indispensables, et dans beaucoup de cas sur la différence de marche de l'évolution, incomparablement plus rapide chez les jeunes sujets. C'est, à peu de chose près, la conclusion à laquelle devait aboutir 25 ans plus tard un spécialiste éminent, Rollet, qui se montre seulement un peu moins affirmatif.

En mars 1852, le *Journal de médecine* de Bordeaux publiait quatre observations de M. Vénot, encore un partisan de l'innocuité.

Dans le cours de cette même année 1852, on vit plus : une thèse parut sur : *l'innocuité du lait des nourrices atteintes de*

(1) Hunter. Œuvres complètes, traduites par Richelot en 1839, t. II, p. 519.

syphilis, pour les enfants qu'elles nourrissent (1). L'auteur était M. Dugès de Montpellier. Sa thèse se divise en cinq chapitres.

Le 1er a trait à la question. Après un court historique, l'auteur cite les observations de Cullerier, plus une observation personnelle que nous retrouverons.

Le chapitre 2 de M. Dugès, traite des autres maladies virulentes non transmissibles.

Le chapitre 3, des erreurs de diagnostic en matière de syphilis infantile.

Le chapitre 4, du traitement direct de l'enfant, et le chapitre 5, du traitement indirect par la nourrice.

Comme on le voit, M. Dugès eût pu donner à sa thèse un titre moins précis, car c'est à peine si quelques pages sont consacrées à la démonstration de l'innocuité dont il s'est montré énergiquement partisan.

En 1854, parut le Traité de la syphilis des nouveau-nés, et des enfants à la mamelle, par M. Diday. La question de la nocuité du lait y est une des plus discutées. Il étudie le problème. Sans qu'il se montre nettement partisan de la nocuité, on voit cependant que dans son esprit les deux opinions contraires ne se font pas parfaitement équilibre. Il avoue que : « à ses yeux, ce n'est pas à beaucoup près un problème ré- « solu, et que si des probabilités seules pouvaient l'entraîner, « ce ne serait certes pas du côté de Hunter » (2).

Nous aurons à revenir longuement sur le livre de M. Diday, car il nous trace lui-même la voie à suivre.

(1) Dugès. Thèse de Paris, février 1852.

(2) Diday. Op. cit., p. 71.

Après avoir brièvement constaté que Ricord (1) a soutenu l'innocuité, sans citer une seule observation, que Parker (2), Putégnat (3), Vidal (4), l'ont combattue sans plus de motifs, nous laissons de côté la forme historique que nous avons assez fidèlement observée jusqu'à présent, pour raisonner sur des faits. Néanmoins, avant de terminer ce chapitre, et nous réservant de relater ultérieurement les observations intéressantes de ces auteurs, nous allons citer en quelques lignes ceux qui, depuis 15 ans, se sont occupés de notre sujet. Melchior Robert (1861), Langlebert (1864), Ricordi (1865), Plaite (1865), et Cerasi (1866), tous contagionistes; Rollet (1861, 1866, 1875), Pellizzari (1866), Profeta (1871), et Geigel opposés à la contagion. Bumstead (1864), Galligo (1864), Belhomme et Martin (1864), Davasse (1865), Lancereaux (1866), Scarenzio (1866), qui ne se prononcent ni dans un sens ni dans l'autre.

Enfin, en dernier lieu, M. Woss de Saint-Pétersbourg répond par une inoculation positive aux inoculations négatives de Profeta. Un certain nombre de nos maîtres n'ont rien écrit sur ce sujet; mais nous sommes autorisés à citer la communication orale suivante de M. Gailleton, laquelle représente aussi les idées de Messieurs Besnier et Fournier.

« Sans se prononcer d'une façon définitive, M. Gailleton est « tenté de croire à l'innocuité du lait des femmes syphilitiques. Toujours est-il, qu'il n'a jamais vu un cas de contagion produite par ce moyen, et que, dans un certain « nombre de cas, il a pu observer des enfants nés indemnes

(1) Ricord. Lettres sur la syphilis, p. 101.

(2) Parker. The modern treatment of syphilitic diseases. London, 1854.

(3) Dutignat. Histoire des maladies des nouveau-nés. Paris, 1854.

(4) Vidal de Cassis. Traité des maladies vénériennes. Paris, 1854.

« d'une mère syphilitique, qui ont, sans en ressentir de mau-
« vais effets, pris le sein maternel. » (*Communication orale du 10 décembre* 1876).

CHAPITRE II

DISCUSSION DES FAITS CLINIQUES.

OBSERVATION I. (*Observation de* HUNTER), — Un homme atteint de chancres qui suppuraient abondamment, avait l'habitude de se laver les parties malades dans une tasse à thé avec du lait dont on imbibait un peu de charpie. Il laissait ordinairement la charpie avec le lait dans la tasse. Un petit garçon de la maison déroba le lait et le but ; mais on ne put savoir si la charpie avait été avalée ou non. Le malade ne fit connaître ce qu'il en était ni à l'enfant ni à sa famille : mais, à l'insu de celle-ci, il surveilla très-attentivement la santé de cet enfant pendant plusieurs années. Il ne trouva rien qui put donner le moindre soupçon qu'il eut été affecté de la syphilis, soit localement, dans l'estomac, soit constitutionnellement.

OBS. II. (*Analyse des observations de* CULLERIER. — Il s'agit de cinq faits de nourrices infectées dont les enfants étaient restés sains. Une des malades était affectée de céphalée, d'alopécie, de roséole et d'ulcérations secondaires aux amygdales.

La 2e présentait des plaques muqueuses confluentes à la vulve et dans la gorge. Il n'y avait aucune lésion de la peau.

La 3e avait une roséole très confluente sur tout le corps, et sur les seins jusqu'à la base des mamelons, en même temps que des plaques muqueuses aux parties génitales, et une lésion semblable à la commissure des lèvres buccales.

La 4e portait sur diverses régions un lichen syphilitique et, à la base d'un des mamelons, une plaque muqueuse ulcérée envahissant une grande partie de l'aréole.

Chez la 5e, la figure, le ventre et la poitrine étaient parsemés de pustules d'ecthyma. Les seins en présentaient aussi, et, vers les mamelons, ces pustules déchirées restèrent longtemps à l'état d'ulcération.

Obs. III. (*Observation de* M. Dugès). — Le 5 juin entre au n° 9, salle Sainte-Marie, à Lourcine, la nommée Catherine E..., cuisinière, âgée de 21 ans. Cette femme accouche d'une petite fille parfaitement saine. La mère est atteinte de végétations.

Dans les premiers jours d'août 1851 est entrée au n° 37 de la même salle la nommée Marie M... vigneronne, 30 ans, arrivant des enfants trouvés. A son entrée on constate des syphilides tuberculeuses dont il reste des traces. Elle est traitée aussitôt par le protoiodure de mercure et nourrit l'enfant de la femme n° 9 qui manque de lait.

Le nourrisson n'a pas de maladies. Au bout de neuf mois il meurt de convulsions sans trace de maladie syphilitique.

Il est difficile de mettre un ordre quelconque dans les citations multipliées qui nous restent à faire ; aussi, aborderons-nous immédiatement le sujet, en déclarant tout d'abord que nous renonçons absolument à voir des preuves à l'appui de notre thèse dans les observations de Hunter.

Le fait qu'un enfant a pu, sans en être aucunement incommodé, avaler du lait dans lequel un homme avait lavé des chancres (*quels chancres ?*) ne dit que fort peu de chose en faveur de l'innocuité. Nous ferons même remarquer que rien n'est moins prouvé que l'existence de la vérole chez le malade en question. Il avait plusieurs chancres, ces chancres suppuraient abondamment, ce pouvait donc très-bien être des chancres mous communs à cette époque. Une remarque est à faire, cependant, et un point à noter dans cette observation. C'est un cas de plus à l'appui de cette loi, que les virus n'ont aucune action locale sur la muqueuse des voies digestives. L'argument est meilleur encore s'il s'agit de chancres mous, dont l'inoculation est dans tous les cas plus facile. Nous n'avons pas à parler de la deuxième observation de Hunter. Elle a trait à l'absorption de pus provenant d'une blennorrhagie.

Aux observations citées de Cullerier, Diday répond que tous ces faits paraissent se rapporter à : « des nourrices infectées, allaitant leur propre enfant ; ces enfants avaient déjà affronté dans le sein de leur mère des causes d'empoisonnement bien autrement puissantes que l'action du lait. S'ils y ont résisté, comment s'étonner qu'une influence beaucoup moins active les ait trouvés rebelles. »

Au fait de Dugès, Diday objecte : « que l'enfant n'ayant sucé le lait de cette nourrice qu'à partir du moment où elle a été traitée par les spécifiques, ce lait n'a pu lui porter longtemps la contagion ; mais qu'en revanche, il lui en a porté durant 5 mois le remède.

Nous avons déjà fait à nos adversaires l'abandon complet de Hunter ; nous allons encore leur sacrifier Cullerier.

Pour nous en effet, comme pour Diday, si l'enfant a résisté à la contagion pendant toute la durée de la grossesse, surtout si la femme a présenté des accidents du deuxième au septième mois, il est au moins probable qu'il ne sera pas infecté plus tard du fait de sa mère.

Mais il n'en est plus de même quand M. Diday vient dire qu'un traitement mercuriel, fait par la mère ou la nourrice, a empêché la maladie d'apparaître chez l'enfant. Nous ne nions pas *absolument* l'influence d'un traitement mercuriel indirect ; mais il y a bien des termes moyens entre une influence heureuse problématique et une préservation certaine.

Et nous ne sommes pas le seul de notre avis, car c'est encore la pensée d'un auteur assez prudent pour ne pas se prononcer sur la question discutée par nous, et dont les opinions sont par là même à l'abri de toute accusation de partialité.

« Le fait de Dugès, dit Lancereaux, ne mérite pas les reproches que lui fait Diday ; car le mercure n'empêche pas le développement des accidents » (1).

Nous nous sommes engagé à réunir dans le deuxième chapitre toutes les pièces du procès, tirées des observations cliniques. Voici donc, pour procéder par ordre, ce que Baumès a vu.

Obs. IV. — Dans un fait que j'ai pu exactement vérifier et constater par l'examen du père, de la mère, de la nourrice, de son mari, de son enfant, non-seulement le mal fut communiqué par le nourrisson à sa nourrice, mais encore celle-ci ayant abondamment de lait et donnant aussi très-souvent à téter à son enfant, lui communique la même maladie. Son mari ne contracte rien (2).

Nous ne nous arrêterons pas longtemps à cette observation. D'abord, l'auteur ne dit rien de l'état des mamelons. Ensuite, est-il possible de trouver un cas où cette contagion médiate, dont Bertin cite un exemple (3), soit rendue plus probable. La nourrice a deux nourrissons auxquels elle donne indifféremment à téter. L'un des nourrissons est malade, l'autre ne l'est pas. Il n'est pas dit que le mamelon fût

(1) Lancereaux. Traité théorique et pratique de la syphilis, 2e édit. Paris, 1874.
(2) Baumès. Précis théorique et pratique sur les maladies vénériennes. Lyon, 1840.
(3) Op. cit., p. 149.

parfaitement ou même imparfaitement lavé, quand il passait de la bouche de l'un à la bouche de l'autre. Il serait même extraordinaire que la contagion ne se fût pas produite dans d'aussi déplorables conditions. Voilà donc le seul cas que puisse nous citer Baumès, après avoir affirmé la fréquence *incontestée* de faits semblables.

Nous avons vu tout à l'heure Diday faire deux objections aux cas cités de non-contagion. Ces mêmes arguments, nous allons les trouver reproduits chez l'auteur qui a paru mettre le plus de conviction dans la défense de la contagion. Nous voulons parler de Melchior Robert. C'est lui, en effet, qui a été le plus souvent cité. De plus, il apporte des faits, chose rare dans l'histoire du sujet qui nous occupe.

Melchior Robert (1), examinant les observations de non contagion les trouve insuffisantes, soit parce que les nourrices étaient en traitement, et que le lait subissait alors les modifications imprimées à tout l'organisme, soit parce que les nourrices étaient en même temps les mères, et que l'enfant avait déjà pris la maladie pendant la grossesse, soit enfin, parce qu'on avait négligé de suivre les premières phases de la maladie chez l'enfant. Pour lui, il est convaincu, et voici les observations qu'il cite à l'appui de son dire.

Obs. V. (XXXVI de Melchior Robert). — Madame C..., nourrice mère allaitait une enfant magnifique. Jamais elle n'avait eu de maladies vénériennes. M. C... son mari, infecté depuis peu, eut la fantaisie de cohabiter avec elle pendant qu'elle nourrissait. Madame C... me fit appeler un mois et demi après environ, pour me montrer des taches très-confluentes sur le corps de son enfant. Elle aussi avait les mêmes stigmates sur tout le torse et se plaignait de

(1) Melchior Robert. Nouveau traité des maladies vénériennes. Paris, 1861, p. 178.

violents maux de tête. M. C... était déjà venu me demander des conseils à mon cabinet pour des accidents secondaires. N'étant pas très-sûr de la nature des symptômes que présentaient la nourrice et l'enfant, je dus attendre avant d'ordonner une médication. La céphalalgie, l'alopécie et l'impétigo du cuir chevelu se manifestèrent bientôt chez la femme. Chez l'enfant survinrent des insomnies avec pleurs et cris continuels pendant la nuit. Nous avions à faire à une syphilis double communiquée de la mère à l'enfant; mais par quelle voie?

Les mamelons étaient on ne peut plus sains; la bouche de la mère ne portait aucune trace d'accidents secondaires; du côté de l'enfant on ne trouvait ni plaie, ni cicatrice, ni pléiade engorgée. Le seul phénomène était une roséole généralisée. Je me bornai à traiter la nourrice et la roséole de l'enfant guérit en même temps. Plus tard, cependant, apparurent plusieurs pustules sur différentes parties du corps et à l'anus, qui cédèrent de nouveau au traitement subi par la mère.

Obs. VI. (XXXVII de Melchior Robert). — M. D... décidé à sevrer son enfant, prit sans me consulter une dernière nourrice qu'il garda deux mois. Cette femme jeune encore et d'ailleurs assez fraîche, perdit néanmoins ses chevèux et était couverte de boutons aux bras et aux mains. Elle n'en portait aucun au mamelon qui, fut examiné avec soin par Madame D...La nourrice ayant peu de lait, et l'enfant mangeant avec avidité tout ce qu'on lui donnait, il fut décidé dans la maison qu'on procéderait au sevrage. Cette pratique parut ne pas contrarier l'enfant. On renvoya donc la nourrice.

Quinze ou vingt jours après, M. D... aperçut des boutons très-larges et humides à l'anus de son fils. Il me manda pour avoir mon opinion sur leur nature. C'étaient de larges plaques muqueuses au nombre de six. Il existait aussi des taches sur le corps et une éruption impétigineuse sur la tête. L'enfant n'avait aucune ulcération, aucune cicatrice à la bouche. Il me fut impossible de trouver aux aines ou au cou la plus légère trace d'engorgement ganglionnaire.

M. et Madame D... qui, depuis, ont eu une fille des plus robustes, n'ont jamais eu de syphilis.

La constatation de l'alopécie et de boutons chez la nourrice, l'absence de ésion sur le mamelon, d'un côté; de l'autre la présence de plaques muqueuses anales, l'absence d'accidents buccaux et d'engorgement des ganglions, n'autorisent-ils pas à voir là un cas de transmission par le lait.

Gallois

« Pour nous, conclut Melchior Robert, le doute n'existe donc plus; le lait d'une femme infectée porte avec lui le principe de la maladie; il peut infecter le nourrisson. »

Deux faits importants sont à noter dans l'observation XXXVI de Melchior Robert : d'abord l'ignorance absolue de l'état de l'enfant jusqu'au quarante-cinquième jour; ensuite l'apparition extrêmement rapide d'accidents secondaires chez l'enfant et surtout la contemporanéité de ces accidents chez l'enfant et chez la mère. Ces quarante-cinq jours sont au moins nécessaires pour voir survenir des symptômes constitutionnels chez la nourrice. Combien avait donc duré l'incubation chez l'enfant? Ne semble-t-il pas que nous nous trouvions-là en présence d'un cas de contagion immédiate, non plus par la nourrice, mais par voie directe de contact, par le père, par exemple, qui, par des baisers ou autrement, aurait très-bien pu communiquer la vérole à sa fille en même temps qu'à sa femme.

Ce mode de communication nous semble le plus rationnel, puisqu'au quarante-cinquième jour la mère et la fille présentaient les mêmes accidents *secondaires*

L'observation XXXVII est bien plus séduisante au premier abord. Une nourrice vérolée est gardée deux mois; on la renvoie. Quinze ou vingt jours après, on constate des plaques muqueuses chez l'enfant, c'est parfait; mais un détail nécessaire manque à cette observation : il n'y est pas question des antécédents du père ni de la mère. Quant au mamelon, il a été examiné par madame D.... Nous nous garderions bien de douter un seul instant des connaissances médicales de madame D... Mais peut-être les gens disposés à chercher chicane ne s'en rapporteraient-ils pas à sa seule autorité.

Cette observation est la seule de ce genre, la seule précise, sauf l'omission signalée.

En présence de ce seul fait, nous nous croyons volontiers autorisé à admettre là un cas de contagion, par la nourrice il est vrai, mais par un des nombreux contacts forcés de nourrice à nourrisson.

Nous avons cité en entier ces deux observations. Elles sont, en effet, les seules sur lesquelles puissent s'appuyer les contagionistes, et leur importance n'a pas échappé à Rollet qui, en présence d'un certain nombre de faits semblables, se rangerait du côté de la transmission (1).

Ricordi, qui est, lui, partisan de la contagion, met en doute la valeur de ces observations, ajoutant que les deux enfants furent examinés trop de temps après l'infection pour qu'on pût retrouver les traces de la forme primitive; car il ne croit pas avec Robert que le lait puisse produire d'emblée des accidents constitutionnels (2).

Pour réunir toutes les observations sérieuses à l'encontre de notre opinion, voici les faits racontés par Cerasi (3).

Obs. VII. — Une dame ne pouvant allaiter elle-même son enfant qui était sain et bien conformé, le confia en mai 1864 à une nourrice. C'était une jeune primipare très-bien portante, âgée de 19 ans. En mars de l'année suivante, Cerasi fut appelé à examiner le cocher de cette dame. Il portait un chancre induré de la fosse naviculaire. Il assura que depuis 7 mois il avait commerce avec la nourrice. Presqu'à la même époque, Cerasi fut appelé chez la dame même parce que l'enfant était malade. Il lui trouva en effet une roséole de couleur cuivrée avec pléiade cervicale, asillaire, inguinale, et diarrhée abon-

(1) Rollet. Dans le Diction. de Dechambre, série II, t. IV, art. Mamelles.

(2) Ricordi. Sifilide da alla tamento. Milano, 1865.

(3) Cerasi. Giornale medico di Roma, mai 1866.

dante. Pas une plaque muqueuse. La nourrice avait des milliers de granulations à l'utérus et un néoplasme papuleux à l'orifice vaginal. Deux ulcerations calleuses aux petites lèvres; ni plaques muqueuses, ni raghades, ni érosions d'aucune sorte aux mamelons, sur lesquels n'existait aucune cicatrice. Elle avait des douleurs ostéocopes, les amygdales gonflées, un peu douloureuses.

Le Dr Cerasi, convaincu que le virus avait été communiqué par le lait à l'enfant, conseilla de continuer l'allaitement.

Ensuite la nourrice alla visiter une de ses parentes à Frascati. Celle-ci se trouvant malade, confia son enfant qu'elle nourrisait à cette même nourrice. Au bout d'un mois et demi l'enfant fut atteint de forte laryngite qui fut inutilement traitée par les moyens ordinaires.

Le Dr Cerasi, alors appelé reconnut la nature de cette laryngite : plaques muqueuses sur les piliers antérieurs du voile du palais et sur les amygdales, plaques qui s'étendaient probablement au larynx, car l'enfant était aphone. Il visita de nouveau la nourrice et ne lui trouva ni à la bouche, ni sur le mamelon, ni sur la peau de manifestations syphilitiques.

La nourrice dit qu'elle avait fait quelques jours seulement un traitement qu'elle avait abandonné faute de ressources. Le Dr Cerasi diagnostiqua chez cet enfant encore la syphilis transmise par le lait. Il le guérit par un traitement mercuriel.

Autre cas cité par Cerasi.

Obs. VIII. — Un enfant de 5 mois contracta des papules syphilitiques par le fait de *sa mère* qui n'avait ni plaques muqueuses ni accidents apparents, et qui avait été contaminée par son mari.

Un autre fait aussi peu détaillé est raconté à Cerasi par le Dr Brunelli.

« Ces observations, fait remarquer Padova, perdent toute leur valeur quand on considère que le Dr Cerasi eut à visiter le premier enfant sept mois après que la nourrice se fut exposée à la contagion, temps plus que suffisant pour que toutes traces de phénomènes syphilitiques aient disparu des mamelons de la nourrice et de la bouche de l'enfant. Le fait même de la nourrice donnant la syphilis à un second enfant un mois et demi après qu'elle eut commencé à l'allaiter, n'exclut pas du tout la possibilité de la contagion dès les premiers contacts par des accidents mammaires. »

Nous croyons que Padova exagère un peu quand il parle d'une période de sept mois comme temps pendant lequel la contagion a été possible. Le cocher avait des rapports avec la nourrice depuis sept mois; mais au septième mois il était porteur d'un chancre induré. Il est difficile d'admettre une pareille durée d'un accident primitif. Il n'est pas besoin, du reste, de le faire dater de si loin. L'important est de savoir à quelle époque furent examinés les mamelons de la nourrice, Cerasi nous le dit : après qu'on eut déjà constaté des accidents secondaires chez le nourrisson. L'objection de Padova conserve donc sa valeur qui, devient plus grande encore dans le second cas, puisque Cerasi ne fit qu'une visite, et ne la fit qu'au bout d'un mois et demi.

Les deux autres observations sont beaucoup trop incomplètes pour qu'on puisse les juger à leur juste valeur.

Quand nous aurons exposé encore les idées de Langlebert, qui « ne voit pas pourquoi le lait d'une femme vérolée ne serait pas contagieux, alors que le sang porte en lui le germe de la contagion, » nous aurons rassemblé à peu près tout ce qui a été écrit à l'encontre de notre thèse.

Il nous reste à formuler les trois objections faites par Diday aux observations de non contagion.

1° *L'enfant n'ayant sucé le lait de sa nourrice qu'à partir du moment où elle a été traitée par les spécifiques, ce lait n'a pu lui porter bien longtemps la contagion ; en revanche il lui en a porté durant plusieurs mois le remède* (1).

2° *Dans presque tous les cas cités de non contagion, la nourrice était en même temps la mère.*

3° *Il est possible que dans les cas de transmission par le lait, les accidents n'affectent pas une forme commune ou même régulière.*

A chacune de ces objections nous répondrons par des faits.

1° *La nourrice faisait un traitement.*

Nous devons à l'obligeante intervention de M. Jullien cette remarquable observation, qui appartient à M. Dron.

Obs. IX (inédite). — Le 5 mai 1876 se présenta à la consultation gratuite de l'Antiquaille une femme de 23 ans affectée de syphilis.

Cette femme était accouchée le 26 avril 1875. Pendant 3 mois et demi elle n'allaita que son enfant ; mais au milieu du mois d'août 1875, ayant beaucoup de lait, elle prit un nourrisson âgé de 8 jours, tout en continuant à allaiter le premier ; seulement, elle donnait à téter à l'étranger son sein gauche, réservant le droit pour son enfant, et jamais elle ne se trompa dans la distribution de son lait. Le nouveau nourrisson qui au début ne présentait aucune lésion, ne tarda pas à dépérir. Il fut atteint de coryza. Au bout d'un mois il présenta des boutons fermes, des papules aux parties génitales, au nombril, sur les aines, derrière les oreilles ; il avait des plaques blanches sur les lèvres.

Voyant que les accidents de ce nourrisson ne faisaient que s'accroître, la nourrice le rendit à ses parents, mais il était trop tard : un mois après (trois mois après le début de l'allaitement mercenaire), il lui survint un chancre induré au-dessus du mamelon gauche, avec adénopathie axillaire correspondante ; puis, un mois et demi après environ, elle présenta une éruption papuleuse sur le tronc et les membres, des plaques aux parties génitales, des croû-

(1) Diday. Op. cit., p. 73.

tes dans les cheveux qui tombèrent eux-mêmes en quantite. Ces accidents existaient encore lorsqu'elle vint, le 5 mai 1876, réclamer un traitement à l'Antiquaille. Elle avait avec elle son enfant qui était *gras, frais, aussi bien portant que possible*. Et cependant, ce bel enfant avait pendant 7 mois, jusqu'à la fin de mars 1876, tété le lait d'une femme syphilitique. Jamais il n'avait présenté la moindre lésion. Mais la mère insistait sur ce qu'elle ne lui avait jamais donné le sein empoisonné par le nourrisson *syphilitique*.

Obs. X. — Une femme de 40 ans, malade par le fait de son mari 4 mois après l'accouchement, se présente à la consultation du Dr Pellizzari, au grand hôpital royal de Florence. Elle avait déjà des manifestatious générales de syphilis représentées par des papules coniques, apparaissant sur presque tout le pourtour du corps, plus deux plaques muqueuses ulcérées aux angles de la bouche. Peu d'engorgement des ganglions lymphatiques superficiels. Elle continuait cependant à allaiter son fils qui avait alors six mois et demi, et après deux mois de traitement mercuriel la forme cutanée disparaissait; il ne restait que les engorgements ganglionnaires et les plaques muqueuses de la bouche qui persistèrent quelque temps encore, et qui ne se terminèrent qu'au moyen d'une cautérisation au nitrate acide de mercure.

Ce qu'il y eut de plus remarquable dans ce fait, ce fut la présence de deux simples excoriations sur le mamelon droit, et qui durèrent 10 ou 12 jours sans produire autre chose qu'une assez vive douleur, et sans que cette lésion peu apparente communiquât la maladie au nourrisson, car malgré ma défense, la nourrice avait voulu continuer l'allaitement. Au 13e mois l'enfant fut sevré, je le revis plusieurs fois et jamais il ne présenta le plus petit signe qui put se rapporter à la vérole. Je dirai de plus que sa nutrition générale fut toujours excellente, et que la mère m'assura qu'elle n'avait jamais vu son fils jouir d'une aussi parfaite santé que depuis qu'elle même était syphilitique, car pendant les 4 mois qui avaient précédé l'infection, il avait été constamment souffrant.

La femme a continué à se présenter de temps en temps. Je crois qu'elle es guérie, puisqu'elle ne se présente plus à ma consultation.

Cette malade vint me voir pour la première fois en décembre 1864. Elle s'appelait Maria N., habitait au Bagno di Ripoli. C'était une blanchisseuse (1).

(1) Du professeur Pietro Pellizzari, rapportés dans le giornale italiano delle malattie veneree e della pelle, 1866.

Obs. XI. — En novembre 1864, vint à ma consultation Maria S., de Florence. Elle venait se faire soigner pour des accidents syphilitiques dont elle était atteinte depuis 5 mois, et qui consistaient en quelques plaques muqueuses des amygdales et des espaces interdigitaux des pieds, en pustules du cuir chevelu, et de la région postéro-latérale du cou. La paume des mains et des pieds présentait des raghades entourées de squames assez serrés et adhérents, qui reposaient sur le derme hypérémié et de couleur cuivrée. Les ganglions inguinaux et cervicaux étaient engorgés, comme dans les cas de syphilis. La femme me raconta que *peu de jours après qu'elle était accouchée d'un petit garçon* qu'elle nourrissait, son mari, revenant de Marennes et malade aux parties génitales, avait eu des rapports avec elle et lui avait communiqué la maladie dont elle était atteinte. On voyait encore une cicatrice à la fourchette. Le mari niant qu'il eut jamais eu de maladie vénérienne démontra à sa femme qu'il se traitait pour un simple échauffement et elle vivait tranquille, ne cherchant même pas à se soigner, et ne soupçonnant pas le moins du monde qu'elle pouvait communiquer la maladie à son enfant. La douleur qu'elle ressentait par suites de ses plaques muqueuses entre les orteils, et l'impossibilité de la station debout, la poussèrent à demander les conseils d'un médecin qui crut bon de me l'envoyer. Il n'existait aucune lésion sur les mamelles qui étaient pleines de lait. Son fils était absolument sain, et *tellement gras qu'il en paraissait presque difforme.*

Je prescrivis à la malade un centigramme de sublimé en solution à prendre chaque matin à jeun et lui fis mettre sur ses plaques muqueuses une solution du même sel : 10 centig. sur 80 gr. d'eau. Je lui donnai les conseils accoutumés pour éviter les contacts avec son nourrisson et la renvoyai en la priant de revenir le plus souvent possible.

A la consultation suivante elle amena son mari qui, outre un phimosis avec hypertrophie du prépuce, recouvert de plaques ulcérées et couvertes de pus, avait encore la bouche pleine de plaques muqueuses. Les ganglions inguinaux étaient atteints, ainsi que ceux du cou. Je fis au mari quelques prescriptions destinées à combattre les accidents généraux et à modifier l'état de ses parties génitales.

La femme revint avec une rare exactitude à la consultation, apportant toujours son enfant qu'elle allaita jusqu'à la fin de l'année. Elle le sevra seulement quand, ne parvenant pas à guérir ses plaques muqueuses des pieds, elle reçut de moi le conseil d'entrer à l'hôpital. Elle le fit, guérit de ses plaques muqueuses, après s'être soumise à un traitement aussi douloureux qu'efficace, la cautérisation avec l'azotate de mercure (1).

Obs. XII. — A la fin d'avril 1866, un négociant du nom de A. C. vint me trouver pour quelques accidents syphilitiques qui se montrèrent des plus rebelles, à la suite d'un traitement spécifique énergique et ininterrompu pendant 3 mois.

Entre autres phénomènes de syphilis, il avait des plaques muqueuses à la verge et au scrotum, plaques très-apparentes qui allaient et venaient avec une obstination désespérante.

Quand il eut guéri les plaques des organes génitaux, le malade cessa de venir à la consultation, je ne le revis qu'en février de cette année (1867), c'est alors seulement qu'il me raconta qu'il s'était marié, et il manifesta le désir de faire visiter sa femme, chez laquelle il avait cru remarquer des accidents tout à fait semblables à ceux qu'il avait ressenti lui-même dans les premiers mois de sa maladie. Il me pria instamment, pour le cas où j'aurais à traiter la syphilis, de n'en pas parler à sa femme.

Le 6 mars je visitai la femme C.... qui avait une syphilide papuleuse en voie de guérison ; des croûtes épaisses et confluentes à la région occipitale, des plaques muqueuses aux amygdales et aux parties sexuelles, plus des ganglions engorgés au cou et aux aines.

Elle me raconta comment, à la fin d'août, elle avait commencé à éprouver une sensation de gêne et de chaleur aux parties génitales. Elle n'y avait pas attaché d'importance, croyant y voir les suites de l'allaitement et surtout d'un *accouchement très-laborieux qui s'était fait deux mois auparavant.*

Après un certain temps qu'elle ne sut préciser, elle ressentit de grandes douleurs dans la tête et dans la région lombaire. Elles furent suivies d'une abondante éruption qui recouvrit presque tout le corps. Elle me raconta aussi qu'au commencement de juin elle avait donné le jour à deux jumeaux du sexe masculin.

L'un d'eux était mort peu de jours après sa naissance, et à ce moment l'autre laissait peu d'espoir de survie ; il était très-faible et de chétive apparence.

Néanmoins, par des soins attentifs, cet enfant avait repris de la force et de

(1) De Pellizzari. Traduite du giornale delle malattie veneree e della pelle, 1866.

la vigueur, et actuellement, au dire de la mère, il présentait toute l'apparence d'une florissante santé.

Je me bornai ce jour-là à quelques prescriptions hygiéniques, ne voulant en aucune manière faire naître chez la mère un soupçon touchant la nature de son mal.

Le jour suivant je revis son mari, et voici les renseignements que je pus obtenir de lui :

Dans les derniers mois de la grossesse de sa femme, il avait dû faire un voyage à Naples, où il avait contracté un chancre infectant qui avait donné lieu aux accidents que j'avais vus.

Une fois de retour en Toscane, il n'avait jamais eu de rapports avec sa femme que *deux mois après l'accouchement.* Quand le chancre et les autres manifestations avaient presque complétement disparu, il ne lui restait qu'un peu d'écoulement purulent provenant de la cavité sous-préputiale; car il était affecté d'un phisimosis congénial. Grâce à un traitement énergique et à la bénignité des accidents, il crut pouvoir reprendre l'usage de ses droits de mari.

Il me dit que l'enfant était d'un aspect excellent et ne présentait rien qui pût faire soupçonner l'infection.

Je le priai de m'amener son fils, le plus tôt possible. En attendant, je l'avertis qu'il était indispensable qu'il lui donnât une nourrice, parce que si la maladie de la mère n'avait pas été communiquée encore, elle pouvait ne pas tarder à l'être.

C. me répondit que c'était chose impossible, non pas tant parce que sa femme refuserait de cesser l'allaitement; que parce qu'il avait peur de faire par de telles précautions une sorte d'aveu à sa femme, à laquelle il voulait à tout prix cacher son état.

Peu de jours après, les époux C. vinrent me trouver avce leur enfant. Je l'examinai avec soin et ne lui trouvai pas la plus petite trace de syphilis. Son état général était excellent.

L'enfant avait alors dix mois environ. Pendant 7 mois il s'était nourri exclusivement de lait provenant d'une femme atteinte de syphilis secondaire et qui n'avait jamais fait de traitement. Dès que j'eus donné les spécifiques, ils portèrent leur fruit; les plaques muqueuses disparurent ; il ne resta que les taches superficielles, quelques-unes recouvertes d'une secrétion squameuse abondante. Je conseillai de continuer l'usage du mercure. La nourrice continua l'allaitement de son enfant jusqu'à la fin d'avril sans que le nourrisson ait jamais présenté de traces de la maladie de ses parents ; hier encore (juin 1867) je l'ai revu sain et *beau comme un amour*, et cependant sa mère a encore quelques accidents (1).

L'observation IX est remarquable à tous les points de vue. La nourrice n'est infectée qu'au mois d'août, alors que l'accouchement datait du mois d'avril. Elle est contaminée par un nourrisson atteint de syphilis congénitale, et personne n'a insisté plus que M. Diday sur la gravité exceptionnelle des accidents ayant cette origine. Cette nourrice manifestement vérolée continue jusqu'à la fin de mars de l'année suivante l'allaitement de son propre enfant, et ce n'est qu'au mois d'avril qu'elle vient à l'Antiquaille réclamer un traitement. Donc, pendant sept mois, l'enfant n'avait eu d'autre nourriture que le lait d'une femme syphilitique en pleine vérole et *non traitée*, et M. Dron nous le montre *gras*, *frais*, *aussi bien portant que possible*.

La nourrice de l'observation X n'est infectée que quatre mois après l'accouchement. L'enfant a donc sucé ce lait prétendu syphilitique pendant neuf mois. Le traitement a duré deux mois.

Chez la nourrice de l'observation XI, l'infection date de quelques jours après l'accouchement. Le mercure a été donné au bout de cinq mois.

L'observation XII nous montre une femme malade par le fait de son mari, deux mois après son accouchement. L'enfant d'abord chétif revint promptement à la santé, aucun traitement ne fut fait pendant sept mois.

(1) De Pellizzari. Florence, 8 juin 1867, rapportée par Padova.

Voilà donc 4 femmes manifestement syphilitiques qui, pendant un temps plus ou moins long, ne font pas de traitement, et non-seulement les enfants ne ressentent aucun mauvais effet, mais ils sont tous des modèles de santé, de beauté même. Nous devons noter en passant que cette privation de traitement spécifique n'était pas systématique; que jamais M. Pellizzarri n'a songé à une expérimentation qui pouvait compromettre la santé des enfants confiés à ses soins. Toujours il a conseillé de prendre une autre nourrice, et, s'il n'a pas donné de spécifique à la femme de l'observation XII, c'est que le mari s'y est formellement opposé.

La deuxième objection faite par Diday est la suivante :

2° *Dans presque tous les cas cités de non contagion, la nourrice était en même temps la mère.*

Les quatres observations précédentes ont déjà répondu victorieusement, puisque chez aucune des quatre femmes en question l'infection ne fut antérieure à l'accouchement.

Cependant nous citerons encore, spécialement à l'encontre de cette objection, les 3 faits suivants :

Obs. XIII. — En 1864, on reçut au grand hôpital Ste-Marie à Florence, une jeune femme qui, très-peu de temps *après un accouchement* avait pris un chancre induré des organes génitaux, auquel se joignirent des signes non douteux d'infection générale. Elle put allaiter pendant 8 mois son enfant sans que celui-ci présentât jamais de signes de syphilis (1).

Obs. XIV. — En décembre 1862 se présentait au grand hôpital royal de Florence un boulanger de 28 ans. Il entra dans le service des vénériens, alors sous ma direction.

(1) Profeta. Sullæ sifilide da allatamento trattato, 1866.

Il présentait dans le sillon balano-préputial un chancre infectant accompagné dans chaque aine de la pléiade ganglionnaire. Il racontait que cette lésion, qu'il croyait être une simple exoriation, était apparue il y avait environ un mois, huit jours après un coït suspect. Il ajoutait, comme pour se faire pardonner son infidélité conjugale (car le malade était marié) que sa femme avait accouché 35 jours auparavant et que cette circonstance seule l'avait poussé à aller chercher ailleurs ce qu'il ne pouvait sans danger pour la santé de sa femme obtenir d'elle.

Il me demandait si, ayant eu des rapports avec sa femme cinq ou six jours avant son entrée à l'hôpital, il avait pu lui communiquer la maladie; car, ignorant la nature de son mal, il avait continué la cohabitation.

Quelle fut ma réponse? il est facile de la deviner.

Je soumis le malade à un traitement convenable et il sortit de l'hôpital guéri de son accident primitif, mais non de ses accidents secondaires, qui déjà se manifestaient.

Au bout de quelques jours, il se présentait à ma consultation, m'amenant sa femme et l'enfant qu'elle nourrissait.

J'examinai la femme et lui trouvai un chancre infectant à la face interne et inférieure de la grande lèvre droite, accompagné de l'engorgement caractéristique des ganglions inguinaux.

L'enfant était parfaitement sain.

La première question que me posa la femme dès qu'elle connut la nature de sa maladie, fut de savoir si elle pourrait continuer l'allaitement de son enfant, qu'elle ne voulait pas envoyer à l'hôpital des enfants trouvés et que, faute de ressources, elle ne pouvait mettre en nourrice.

Je lui répondis qu'il serait possible de continuer l'allaitement, pourvu qu'elle voulut bien se conformer scrupuleusement à la règle que j'allais lui tracer, sans lui garantir toutefois en aucune façon l'impossibilité de communiquer la vérole à son enfant.

Avant tout, je lui défendis de l'embrasser, lui recommandant d'éviter autant que possible tout contact, et surtout de ne pas le toucher après avoir pansé son ulcération sans s'être lavé les mains. Je lui prescrivis en outre d'observer attentivement ses mamelles et de suspendre l'allaitement, et de venir me trouver de suite aussitôt qu'elle constaterait en ce point quelque chose d'insolite.

Elle me demanda encore si dans le cas où l'enfant deviendrait malade, on pourrait le soigner avec quelques chances de guérison.

Je répondis affirmativement, connaissant par une longue expérience combien il est facile de guérir une syphilis infantile acquise.

Je renvoyai la femme, attendant les manifestations générales avant de faire un traitement interne.

Elle revint régulièrement à la salle de consultation le mardi et le samedi de chaque semaine pour se faire cautériser son ulcération et pour faire observer si elle présentait des manifestations syphilitiques. Ce ne fut qu'un mois après qu'elle commença à ressentir une céphalée nocturne intense et, dans les membres, des douleurs errantes qui disparurent sous l'influence de l'iodure de potassium. En même temps apparaissait une abondante éruption érythémateuse.

Peu de temps après le gosier et les parties génitales étaient le siége de plaques muqueuses. Le cuir chevelu se couvrit de pustules. Les ganglions sous-épitrochléens et cervicaux devinrent assez gros, durs, mais peu douloureux.

Je lui renouvelai la recommandation de n'avoir avec son enfant que les contacts absolument indispensables et de substituer à l'iodure de potassium le protoiodure de mercure. L'erythème, au bout d'une quinzaine, disparut pour laisser la place à une éruption papuleuse, laquelle recouvrit toute la surface du ventre, du tronc et des extrémités supérieures.

Les plaques muqueuses des parties génitales, grâce à l'emploi d'une solution de sublimé, disparurent, tandis que celles de l'arrière-bouche persistèrent et même se multiplièrent.

Pour abréger cette observation déjà trop longue, je dirai qu'au neuvième mois après l'apparition du chancre génital, la femme n'avait pas été un seul jour exempte de modifications syphilitiques ; mais qu'au contraire, elles s'étaient succédé d'une manière constante, malgré un traitement mixte assez actif. L'enfant présentait l'aspect le plus florissant, et se trouvait seulement de temps en temps affecté de coryza, ce qui arrivait quand la mère prenait de l'iodure.

A cette époque apparut sur la mamelle gauche de la mère une grosse tache qui devint un peu papuleuse et que je fis recouvrir d'un peu de cérat pour préserver la bouche de l'enfant.

Au bout du dixième mois seulement, la femme fut débarrassée de ses accidents; mais pour bien peu de temps, puisque après une trève d'une vingtaine de jours ils reparurent avec une intensité plus grande. En effet, outre une nouvelle poussée de plaques muqueuses, il se manifesta une périostite de l'extrémité inférieure du tibia droit, accompagnée de vives douleurs.

En présence de cette rechute, et l'enfant continuant à rester dans les meilleures conditions de santé, je proposai de le sevrer, proposition qui ne fut pas acceptée

L'allaitement fut continué jusqu'au quatorzième mois. Alors la femme, après deux mois de frictions mercurielles et de traitement non interrompu par l'iodure de potassium, fut délivrée de ses plaques muqueuses qui ne l'avaient pas quittée jusque-là.

Je perdis de vue cette femme.

Au bout de trois mois elle revint se faire visiter, elle et son enfant, non-seulement parce qu'il avait paru des tubercules aux bras et aux épaules, mais encore parce qu'elle était enceinte.

L'enfant était alors tout à fait sain et ne présentait pas la plus petite trace de la maladie de la mère, à laquelle je prescrivis un nouveau traitement spécifique, non pas tant pour combattre en elle les manifestations existantes, que pour prévenir l'infection du nouvel enfant. Le traitement fut exactement suivi. Les accidents cutanés disparurent de nouveau. Néanmoins, à son sixième mois de grossesse, elle accoucha d'un fœtus mort et putréfié.

Dans les premiers jours de l'année courante elle revenait encore se faire visiter parce que, enceinte pour la deuxième fois après la contagion, elle voulait savoir si elle pourrait mener à terme sa grossesse, arrivée déjà au quatrième mois. Je prescrivis deux cuillerées par jour d'une solution d'iodure de mercure et d'iodure de potassium suivant la formule de M. Bazin. Par ce moyen, continué pendant trois mois, elle accoucha d'une fille que je ne puis examiner que vingt jours après sa naissance. Elle était recouverte de plaques érythémateuses sur tout le corps, excepté à la face interne et supérieure des cuisses où se trouvaient des papules excoriées. Je prescrivis à la mère l'iodure de potassium et à la petite fille des bains au sublimé.

L'enfant mourut d'inanition après vingt jours de traitement. Un coryza avait empêché chez elle la succion.

L'enfant qui était né avant l'infection de la mère, et qui s'était nourri durant quatorze mois de lait provenant d'un organisme infecté, jouissait de la plus robuste santé. Il n'avait jamais présenté aucun phénomène pouvant sa rattacher à la vérole, ni durant l'allaitement, ni durant les deux années suivantes (1).

Obs. XV. — Une nommée Anna Cor... tisseuse, se présente à mes consultations en février 1864 pour me demander conseil à propos d'une maladie qu'elle avait à l'anus. Elle croyait que c'était des hémorroïdes.

En examinant les parties, je trouvai une ulcération à la partie postérieure, de la marge de l'anus.

Tous les caractères d'un chancre infectant se trouvaient réunis : induration, adénopathie inguinale.

Elle ne présentait aucune manifestation de syphilis généralisée, et disait avoir commencé à souffrir pendant la station assise et pendant la marche il y avait un mois environ.

Quand je dis à la femme mon diagnostic, elle ne parut pas s'en étonner et me demanda si elle avait pu contaminer son enfant qui avait trois mois et qu'elle avait allaité d'une façon continue. Je lui permis de continuer l'allaitement en prenant toutes les précautions nécessaires, et l'enfant, que j'ai revu de temps en temps, vécut et vit encore bien que nourri pendant neuf mois de lait provenant d'une femme affectée de syphilis à la période aiguë. Il y a quelques jours (1866) cette femme s'est présentée de nouveau à ma consultation pour se faire cautériser quelques plaques muqueuses des lèvres. L'enfant était toujours sain. Je dois faire remarquer que cette femme ne prit qu'un très-petit nombre de pilules de protoïodure de mercure, et que, malgré des manifestations cutanées assez graves elle n'avait fait qu'un traitement très-incomplet (2).

Si l'observation XIII (de Profeta) n'est pas très-complète, nous ne pouvons faire le même reproche à l'observation XIV (de Pellizzari).

Nous avons donné, malgré la longueur de l'un d'eux, les textes complets. Il est bon de remarquer le soin extrême

(1) Pellizzari. Loc. cit. Giornale italiano delle malattie veneree e della pelle, 1866.

(2) Pellizzari. Journal cité, 1866.

qu'apporte dans ses recherches le remarquable professeur de Florence.

En résumé, il s'agit de trois femmes infectées après l'accouchement : l'une au bout de peu de temps (?); la seconde au trente-cinquième jour ; la troisième après un mois. Elles nourrissent exclusivement de leur lait, l'une pendant huit mois, l'autre pendant quatorze, la troisième pendant neuf mois, trois enfants qui restent bien portants.

Nous avons donc répondu à la deuxième objection de Diday, puisque ces trois enfants, pas plus que les quatre nourrissons des observations IX, X, XI et XII, n'ont pu, par le fait de la mère, acquérir d'immunité, et qu'aucun d'eux n'a eu à subir l'épreuve d'un contact intra-utérin avec des éléments de contagion.

Le troisième argument de notre illustre maître et compatriote nous semble vraiment insaisissable.

Nous ne pouvons y répondre que difficilement par des faits, puisque l'objection elle-même est basée sur une hypothèse : la possibilité, dans les cas de transmission par le lait, d'accidents qui ne ressembleraient pas aux accidents classiques et qui pourraient même n'affecter aucune forme régulière.

Au moins avouera-t-on que si l'enfant est absolument sain, s'il ne survient chez lui aucune des nombreuses affections décrites ou descriptibles depuis le tétanos jusqu'au coryza, nous pourrons être autorisés à dire que l'enfant n'est pas infecté.

Sous ce rapport, les observations IX, X, XI et XII ne laissent rien à désirer.

L'enfant dont parle M. Dron était gras, frais, bien portant.

Des trois autres, le premier, au dire de sa mère, ne s'était jamais mieux porté que depuis qu'elle-même avait la vérole ; le deuxième était tellement gras qu'il en paraissait presque difforme ; le troisième, après sept mois d'allaitement, était beau comme un amour.

Sans vouloir tirer de ces faits une conclusion par trop hasardée, ne serait-on pas disposé, en présence de l'état florissant des enfants, précisément chez les nourrices qui n'avaient pas pris de mercure, à voir dans le traitement une cause peut-être puissante de débilité pour le nourrisson.

Une observation à l'appui :

Obs. XVI. Julie B... de Pise, ayant donné son propre lait aux enfants de ses voisines, fut atteinte d'une ulcération au mamelon gauche, et bien qu'elle vint à présenter des papules lenticulaires sur presque toute la surface du corps, elle continua à donner le sein droit à son enfant. Au bout de six mois, celui-ci était dans un tel état de maigreur, qu'on crut devoir le traiter pour de graves lésions viscérales dépendantes de la syphilis, que dans ce cas on ne savait expliquer qu'en admettant la transmission par le lait ; car la mamelle droite à laquelle tétait l'enfant ne présentait aucun accident.

Pourtant Padova explique cet état de choses par le défaut d'alimentation causé par le retour des règles chez la femme, cause qui avait passé inaperçue, et ensuite par la grande quantité de préparations mercurielles qu'on avait fait prendre à l'enfant. En effet, par la suppression du traitement et l'emploi d'aliments réconfortants, la santé revient très-vite, bien que l'allaitement eût été supprimé de bonne heure (1).

Du reste, cette idée de l'influence souvent désastreuse du spécifique fait chaque jour des progrès.

(1) C. Padova. Nel giornale delle malattie veneree e della pelle, 1867.

Combien de fois n'a-t-on pas dû mettre sur le compte de la syphilis des accidents dont le traitement était la cause? C'est ainsi que nous voyons M. Gubler affirmer le fait suivant : « Une glossite parenchymateuse a pu mettre la vie en péril par asphyxie, à la suite d'une seule onction napolitaine faite sur l'hypogastre pour une péritonite puerpérale » (1).

Mais, pour se placer à notre point de vue isolé, ce n'est pas dans ces accidents locaux plus ou moins graves qu'il faut chercher les dangers d'un traitement fait par une nourrice.

Une expérience de M. Palotebnow, citée dans le même article par M. Gubler, montre qu'une solution très-étendue de sublimé dans du sérum alcalin, et mêlée à du sang défibriné, a pu modifier rapidement la couleur des globules rouges, les gonfler et finalement les détruire.

Un travail plus complet a été fait par M. Vilbouchewitch, du laboratoire d'histologie au Collége de France.

Cet observateur a réuni (2) dix séries de numérations faites à l'hôpital du Midi, dans les services de MM. Simonnet et Horteloup.

Il résulte de ce travail :

1° Que la syphilis à la période primitive diminue le nombre des globules rouges;

2° Qu'un traitement mercuriel fait remonter ce nombre

(1) Gubler. Comment. du Codex, p. 556.

(2) Archives de physiologie, 1874, p. 509.

pendant neuf jours au moins ou vingt et un jours au plus;

3e Qu'après ce temps, c'est-à-dire seize jours en moyenne, la continuation du traitement fait de nouveau baisser le chiffre des globules.

Il est bon de remarquer que ces expériences n'ont été faites que sur des individus atteints de chancre primitif. Elles sont donc très-incomplètes; mais leur valeur n'en est pas moins très-grande, car nous pouvons déjà utiliser ces données pour le cas où la nourrice est atteinte d'accident primitif.

Il est bien rare, nous pouvons même dire qu'il n'arrive presque jamais, qu'un médecin arrête là le traitement quand il a donné pendant seize jours le spécifique.

A partir de ce moment donc, à l'effet hypoglobulisant de la syphilis vient s'ajouter dans le même sens l'effet du mercure; et le nourrisson ne doit pas tarder à en subir les conséquences, indirectement par les modifications imprimées au lait, directement par le spécifique qu'il absorbe à son tour.

M. Wilbouchewitch a complété ses expériences en faisant sur des animaux les mêmes numérations. Là il a toujours trouvé *dès le début*, et en employant les doses les plus faibles, une hypoglobulie rapide.

Ce fait a été constant, sauf, bien entendu, pendant que les animaux étaient pris de diarrhée.

C'est ainsi qu'avec une dose de 1 milligramme de sublimé en injection, il a pu obtenir chez un lapin uniformément nourri, une diminution de 200,000 globules par millimètre cube et en vingt-quatre heures.

Pourquoi le même phénomène ne se produirait-il pas chez

un nourrisson non syphilitique suçant le lait d'une femme en traitement? Ne trouvons-nous pas là une explication aussi simple que vraisemblable d'un état maladif du nourrisson, état qui, pour M. Diday, pourrait n'être qu'une forme mitigée de syphilis?

Laissant de côté cette question du traitement dont nous avons été amené à parler d'une façon un peu accessoire, nous citerons en dernier lieu deux observations qui, contraires en apparence à notre thèse, n'en serviront pas moins à prouver que des cas cités d'infection pourraient bien n'être que des faits de transmission ordinaire par contact, vu la difficulté quelquefois très-grande d'un diagnostic précis ou d'un examen complet.

Obs. XVII. — A Florence, un enfant contracta à la langue une papule avec adénite spécifique sous-hyoïdienne en tétant une nourrice syphilitique.

Dans ce cas, où quelques médecins voulurent voir un fait de transmission par le lait, une observation minutieuse put faire découvrir une papule ulcérée au mamelon de la femme, papule assez petite pour échapper assez facilement à quiconque n'eût pas été habitué à ces sortes d'observations (1).

Obs. XVIII. — L. L. de Florence, âgé de 25 ans vint à la consultation en novembre 1862 avec deux de ses amis pour se faire guérir d'une maladie des organes génitaux qu'ils disaient avoir reçue de la même femme, ajoutant que deux autres étaient malades; car ils avaient été cinq à jouir, de concert, des faveurs de la dame qui les avait mis en si bel état.

Les trois qui étaient présents avaient chacun un chancre infectant dont le siége était le même chez les trois: à la partie latérale droite et antérieur, du sillon balano-préputial.

Je dirai que tous furent soumis à un traitement spécifique et que les accidents secondaires ne tardèrent pas à se manifester. Quinze jours après cette

(1) C. Padova. Loc. cit., 1867.

première visite, L. L. vint me retrouver à l'hôpital, me priant d'examiner sa femme qui n'était accouchée que depuis un mois. Il croyait l'avoir rendue malade et il ajoutait pour son excuse qu'étant ivre il avait eu des rapports avec elle.

La jeune épouse se prêta de mauvaise grâce à un examen. Cependant, elle céda à mes prières, et je pus constater sur la fourchette une ulcération qui s'étendait à la face interne et antérieure des petites lèvres. Les ganglions des deux aines étaient engorgés et en chapelet.

Le diagnostic n'était pas douteux et j'annonçai le syphilis qui ne tarda pas à produire ses effets bien que j'eusse ordonné de prendre 1 centigramme de sublimé, en augmentant graduellement la dose. Bien entendu elle a continué à allaiter son enfant qu'elle aimait extraordinairement et que par l'une de ces perversions de l'affection maternelle, elle ue voulait pas confier à une nourrice mercenaire, bien que les ressources pécuniaires ne lui fissent pas défaut, et que je l'eusse avertie des périls auxquels elle exposait son enfant. — Elle me promit de s'assujettir à toutes les privations et de veiller toujours à éviter tout contact non indispensable.

En effet, elle put le nourrir de son lait pendant 7 mois sans qu'il ressentît aucun dommage. Elle offrait cependant d'une manière constante des accidents syphilitiques, consistant spécialement en une quantité incroyable de plaques muqueuses qui envahissaient la bouche, le voile du palais, les amygdales et qui étaient la cause d'une abondante salivation. Elle m'assura que, bien qu'elle en eût grand envie, elle s'abstenait d'embrasser son enfant et qu'elle le confiait toujours à sa grand'mère.

Dans les premiers jours de janvier 1864, elle vint me chercher toute inquiète pour me faire visiter son enfant qui avait mal à l'angle externe de l'œil droit.

Au premier aspect je pus voir une ulcération superficielle au point indiqué. Elle avait une base assez résistante, et était accompagnée d'engorgement des ganglions cervicaux du côté correspondant. Je diagnostiquai un chancre primitif.

La pauvre mère voulut m'expliquer de quelle manière elle croyait avoir pu communiquer la maladie à son fils. Elle me dit que chaque fois que l'enfant avait tété elle le passait à la grand'mère qui dormait dans un autre lit; mais qu'une fois, par malheur, elle s'était endormie et l'avait oublié. En se réveillant elle avait trouvé l'enfant baignant dans son lait imprégné de salive qui lui coulait abondamment sur le front et qui habituellement coulait à flots continus sur la couverture du lit. Elle croyait et je crois aussi que la salive imprégnée de virus venant des plaques muqueuses de la bouche, s'étant déposée sur l'angle de l'œil, était la cause du chancre de l'enfant. L'ulcération avait la largeur d'une pièce de 2 centimes et avait envahi une partie de la conjonctive palpébrale. Je lui conseillai d'entrer à l'hôpital. Elle y vint avec son enfant le 25 janvier et fut reçue à ma clinique confiée aux soins du docteur L. Gentili di Camerino qui fut chargé de prendre cette observation. La mère fut soumise à un traitement mercuriel. Un centigrame de biiodure de mercure en une pilule à prendre le matin ; puis le soir une potion avec 1 gr. d'iodure de potassium. On lui prescrivit une limonade avec chlorate de potasse.

Je me bornai à traiter par la glycérine le chancre de l'enfant. En peu de temps l'induration de la base disparut et 14 jours après son admission à l'hôpital le chancre était parfaitement guéri, ne laissant d'autre trace qu'une tache jaunâtre qui avait même disparu quand apparut la roséole caractéristique. Il eut aussi des plaques muqueuses de l'anus. Je le guéris par des bains de sublimés A plusieurs reprises il y eut des récidives, soit chez la mère, soit chez l'enfant. Aujourd'hui ils jouissent tous deux d'une parfaite santé (1).

Le professeur italien fait remarquer qu'un médecin légiste appelé à voir l'enfant eût pu croire à l'infection stomacale par allaitement, car il était devenu impossible de retrouver la trace d'un chancre à l'œil de l'enfant.

Voilà les faits. On pourra reprocher à plusieurs de ces observations le récit de détails en apparence trop minutieux. Il ne faut pas perdre de vue, cependant, que tous, sauf le dernier, sont des faits négatifs. Il n'a pas suffi de dire : « cet enfant n'est pas malade» pour en conclure que le lait ne renfermait pas de virus. Il a fallu montrer que l'enfant réunissait toutes les conditions possibles d'infections pour le cas où le lait eût été infecté. Nous terminerons ce chapitre en don-

(1) Pellizzari. Journal cité, 1866.

nant l'appréciation de Rollet sur les arguments tirés de l'examen des malades.

« Les faits cliniques, dit-il, ont beaucoup moins de valeur dans cette question que les expériences d'inoculation. Nous ne parions pas des faits négatifs, mais de ceux qu'on pourrait alléguer comme positifs.

« En effet, à combien de difficulté les observateurs n'ont-ils pas eu à se heurter ? Si le lait est infecté, celle qui le sécrète ne peut manquer de l'être aussi, et l'on est toujours en droit de soupçonner que c'est, non pas par le lait, mais par le contact d'une lésion syphilitique du sein et même d'une simple excoriation saignante avec la bouche de l'enfant que la maladie s'est communiquée. Si l'on ne trouve pas de symptômes actuels sur le sein, il sera difficile de prouver qu'il n'en a pas existé auparavant. Et même eût-on pu constater leur absence pendant toute la durée de l'allaitement, il resterait encore à invoquer contre les partisans de ce mode de communication la possibilité d'une contagion médiate ou d'une contagion par une autre voie que l'allaitement.» (1)

Cela dit, nous passons à des arguments d'un autre genre.

CHAPITRE III.

DISCUSSION THÉORIQUE, INOCULATIONS.

Nous avons jusqu'ici envisagé la question à un point de vue purement clinique. A des observations de nourrissons

(1) Rollet. Loc. cit.

malades nous avons répondu par des cas de non-contagion. C'était une manière de convaincre.

Si cependant les faits cliniques nous avaient manqué, si aucune observation authentique n'avait pu être recueillie, le problème se fût présenté à nous sous un autre aspect; et, à la question ainsi posée: « le lait d'une femme syphilitique peut-il transmettre la vérole ? » nous aurions répondu que la question présentait deux faces bien distinctes, que, si la transmission avait lieu, elle pouvait s'opérer suivant deux modes bien différents:

Ou bien le lait *pris comme aliment* transmettrait la maladie par absorption du virus en l'absence de toute inoculation locale au passage;

Ou bien au contraire, il agirait comme tout liquide véhicule d'un virus, exigeant, sous forme d'une érosion buccale par exemple, une porte ouverte à l'infection.

Nous avons donc à démontrer:

1° Que le lait d'une femme vérolée ne peut transmettre la syphilis par le fait de l'absorption digestive.

2° Qu'il ne renferme pas de virus inoculable.

§ 1er *Le virus syphilitique ne peut se transmettre par l'absorption.*

Nous nous retrancherons tout d'abord derrière l'autorité de Rollet qui se prononce ainsi :

« Pour nous, qui avons refusé au prétendu virus dont le lait serait le véhicule, le pouvoir d'inoculer la syphilis sur des surfaces où rien n'est de nature à la désagréger, il nous répugnerait sans doute beaucoup de lui accorder la propriété de subir impunément l'action de suc gastrique, de survivre à la digestion du lait, et, après avoir ainsi échappé à une cause de destruction à laquelle ne résistent pas en général les autres virus, d'aller infecter tout le système sans contaminer les points qu'il touche le plus immédiatement » (1).

« Nous savons, dit Patamia, que les virus sont décomposés pendant la digestion. Tel d'entre eux qui, déposé à dose infinitésimale sur la peau tue presque instantanément, peut être impunément avalé et digéré en proportions considérables (2).

C'est encore l'opinion d'un défenseur ardent de la contagion, de Ricordi (3) qui ne croit pas à l'infection par le lait sans accident primitif. Il n'admet pas l'absorption physiologique du virus, bien qu'on ne trouve souvent rien dans la bouche du nourrisson. Il est disposé à croire toujours dans ces cas à un chancre primitif placé plus bas et ayant échappé à l'examen.

Les cas d'absorption sans inconvénient de virus rabique, de venin de vipère, etc., sont incontestés. Le fait d'un virus qui seul résisterait à la digestion, est au moins improbable. Et pourtant, la rage, par exemple, n'est elle pas au même titre que la syphilis une maladie constitutionnelle, infectieuse, ayant aussi sa période d'incubation et ses symptômes généraux ?

Nous avouerons cependant, qu'on est peut être allé trop loin quand on à fait du suc gastrique le grand destructeur de virus, le cerbère qui veille aux portes ouvertes à l'absorption.

(1) Rollet. Diction. Dechambre, série II, t. IV.

(2) Patamia. Trattato teorico-practico sulle malattie veneree. Napoli, 1855.

(3) Ricordi. Sulla sifilide da allatamento. Milano, 1865.

Dans le but de lui attribuer ce rôle, des travaux sans nombre ont été entrepris.

Depuis longtemps le professeur Scarenzio à Pavie avait songé à étudier l'action directe du suc gastrique sur des plaies diphthéritiques, des morsures de vipères, et autres cas, où la présence d'un contage était évidente. Dans le même service, le professeur Padova a fait, lui, de nombreuses expériences sur des accidents syphilitiques divers, au moyen du suc gastrique qu'il se procurait au moment même, après avoir créé une fistule gastrique à un chien vigoureux.

Qu'il nous soit permis de citer ici, au moins à titre de curiosité, l'une de ces expériences.

Pierre R., 40 ans, de Padoue, entre à la clinique des maladies vénériennes pour une syphilis constitutionnelle sous forme d'ecthyma, ulcérations à la gorge, tubercules muqueuse au scrotum et à l'anus, chancre au pénis. Ce dernier fut choisi pour l'expérimentation.

La lésion présentait un aspect grisâtre sur une longueur d'un centimètre et demi de chaque côté du frein. C'était le cas où jamais d'expérimenter sur une moitié seulement de la partie malade.

Le 1er mai on place sur une moitié du chancre de la charpie enduit de suc gastrique, pris au moment même de la digestion du chien. L'autre moitié est recouvert de charpie sèche; le pansement est laissé en cet état jusqu'au lendemain. On enlève. Pas de changement, pas de différence d'aspect entre les deux moitiés. On renouvelle le pansement : même résultat. De même pour les trois jours suivants. En présence de l'inutilité de ce moyen, on soumet le malade au traitement ordinaire et, par l'application du calomel, il est guéri promptement.

De cette expérimentation et d'un certain nombre d'autres semblables, Padova croit pouvoir conclure que le suc gastrique n'exerce aucune action sur le virus syphilitique, tout en faisant remarquer qu'il existe une grande différence entre des applications externes et une vraie digestion.

En réalité ces expériences bizarres ne prouvent pas grand'-chose, et je n'en ai cité une que pour montrer l'activité avec laquelle on pousse de tous côtés, en Italie, les recherches sur la syphilis.

Le suc gastrique pourrait très-bien avoir une action absolument destructive sur le virus syphilitique et cependant ne modifier en rien l'aspect d'un chancre induré.

N'est-il pas évident en effet, qu'une brûlure par un acide énergique ne sera jamais améliorée, et ne pourra même qu'être aggravée par un topique formé d'une base d'égale puissance; et pourtant, par un mélange antérieur, l'action de chacun de ces agents destructeurs n'eût-elle pas été parfaitement annihilée?

On s'est donc, en Italie, égaré dans des recherches inutiles. Pourquoi vouloir chercher dans les voies digestives un mode d'infection aussi douteux, quand il existe pour tous les poisons, pour tous les virus surtout, une voie d'absorption aussi constante qu'une plaie des muqueuses et de la peau.

Tous les virus sont absorbables par une plaie; combien pourrait-on citer de poisons qui n'agiraient que sur les organes digestifs.

Il reste donc bien établi que la seule preuve certaine, le critérium, en présence du problème qui nous occupe, ne pourra se trouver que dans une série d'inoculations pratiquées sur l'homme sain. Heureusement les expériences de ce genre ne manquent pas, et, puisque le nœud de la question est là, nous allons fournir des preuves qui pour nous sont irrécusables.

§ 2e. *Le lait d'une syphilitique ne renferme pas de virus inoculable.*

Expérience I. — Le 3 décembre 1866, entre à la Clinique des maladies vénériennes de l'université de Pavie, Rosa R... de Lerbo, province de Pavie. C'était une nourrice atteinte de syphilis communiquée par un nourrisson. La maladie était caractérisée par des papules aux mamelles, une adénite axillaire correspondante et un ecthyma généralisé. Le 5 décembre je songeai à prendre un peu de lait à la mamelle droite dont le mamelon ne présentait aucune ulcération. Je n'en couvris pas moins l'aréole qui portait une petite papule au moyen d'un petit linge recouvert de cérat, linge dans le centre duquel j'avais pratiqué une petite ouverture qui laissait juste passer le mamelon. Je venais de laver cette partie à plusieurs reprises avec de l'eau tiède. Le lait fut recueilli dans une capsule de porcelaine tout à fait neuve. Avec une aiguille à vaccin bien propre, je fis une inoculation sur le bras de mon ami le Dr Camille Golgi qui, tout à fait indemne de toute affection syphilitique, voulut bien, par amour pour la science, se prêter à cette expérience. Je fis quatre inoculations, deux au bras droit et deux au bras gauche. Je recouvris les piqûres avec du taffetas.

Aucune réaction locale ne se produisit. Depuis, jusqu'à présent, aucun accident local ou général ne s'est manifesté, bien qu'il se soit écoulé, depuis, plus de six mois (1).

Exp. II. — Le 16 mars 1866, vint à la Clinique des maladies vénériennes, une nourrice, Maria B... 40 ans, d'Oramolo près de Balbio, pour une syphilis constitutionnelle par allaitement. Elle se présentait sous forme de papules ulcérées au mamelon du côté droit, accompagnées d'adénite axillaire droite caractéristique. La mamelle gauche était parfaitement saine. Depuis quelques jours elle n'allaitait plus par suite de la mort de son nourrisson ; mais la sécrétion du lait n'avait pas cessé. J'en recueillis environ 2 grammes que je tirai de la mamelle saine. Avec une aiguille à vaccine, je fis trois inoculations au bras droit d'une nommée Rose O.., de Bobbio, qui consentit à se laisser faire et qui était parfaitement prévenue de ce qui pourrait lui arriver.

Cette femme était depuis plusieurs mois déjà à l'hôpital, pour un flux utérin, sans avoir jamais été atteinte de maladie syphilitique. Le résultat fut le même que pour le Dr Golgi (1).

(1) Padova. Dans le Giornale italiano delle malattie veneree e della pelle, 1867.

(2) Padova. Loc. cit.

Exp. III.—Sur le même docteur Golgi, dix jours, après les inoculations citées, dans l'espérance que nous réussirions encore à retrouver l'innocuité, on applique un petit vésicatoire à l'avant-bras gauche, et le jour suivant, ponctionnant la vésicule et évacuant la sérosité, nous laissâmes tomber entre l'épiderme et le derme vingt gouttes du lait de la nourrice B... en prenant les mêmes précautions que dans l'expérience précédente. Nous recouvrîmes le tout d'une compresse de toile de lessive et nous laissâmes agir.

Ici encore, pas de réaction. Aucun phénomène particulier ne vint entraver la guérison de la plaie du vésicatoire qui fut cicatrisée en deux ou trois jours. L'état général resta le même que lors de la précédente inoculation.

Exp. IV. — Une inoculation fut pratiquée sur Rosa O... avec le lait de la nourrice qui avait déjà donné le lait nécessaire pour l'inoculation sur le Dr Golgi. Rien qu'une légère irritation.

Après ces quatre tentatives sans résultat, le Dr Padova modifie son mode opératoire :

Exp. V. — Des seins de la nourrice qui avait servi pour l'expérience faite sur le Dr Golgi, nous retirâmes environ 2 grammes de lait. 1 gramme 80 cent. suffirent à remplir la seringue de Pravaz que nous eûmes soin de bien nettoyer, la munissant d'un trocart neuf. Nous pratiquâmes l'injection de ces 180 centigrammes de lait dans le tissu cellulaire sous-cutané, à la partie externe du tiers supérieur du bras gauche de Rose O...

Localement, le tissu cellulaire au niveau du point piqué s'enflamma pour donner lieu au bout de 9 jours à un petit abcès qu'on ouvrait avec la lancette. Il s'en écoula un pus doux et phlegmoneux qui, examiné au microscope, était constitué par des globules de pus à divers degrés de développement et par des globules graisseux transparents.

On ne put trouver traces des globules de lait. Quatre jours après l'ouverture de l'abcès s'élimine une sorte de bourbillon de tissu cellulaire mortifié. Le fond de la solution de continuité se recouvrit rapidement de bourgeons charnus. Après trois jours tout était cicatrisé.

Exp. VI. — Après ces deux tentatives sans résultat d'inoculation sur la femme Rose O.... nous crûmes pouvoir lui faire une troisième inoculation avec le lait d'une autre nourrice syphilitique.

Celle-ci, G... M.., de Bobbio, entrée le 7 mai 1866, présentait une papule ulcérée à l'aréole gauche, avec adénite axillaire du côté correspondant et granulation de l'orifice du col utérin. La mamelle droite était saine et ne présentait qu'une simple éraillure à la base.

Je fis laver le mamelon de ce côté, ainsi que l'aréole et je cautérisai l'éraillure. Le 9 mai je recueillis 2 grammes de lait au moyen de la seringue de Pravaz et je les injectai dans le bras droit de Rosa O...

Nous pûmes constater les mêmes phénomènes que dans l'expérience précédente, l'abcès s'ouvrit le 16 mai, le 20 sortit un petit bourbillon gangréneux : le 25 tout était guéri.

Nota. — Actuellement, novembre 1867, Rosa O... et le Dr Golgi sont absolument exempts de tous accidents syphilitiques. (Padova.)

Les deux expériences qui suivent sont dues au Dr Profeta professeur à l'université de Palerme elles sont consignées dans l'*Osservatore médico* (Fascic. III del 1871).

Exp. VII, — En mai 1869 j'expérimentai sur M. Perelli. Je lui injectai en divers points de la région deltoïdienne gauche, au moyen de la seringue de Pravaz et en même temps par simple piqûre dans la même région, du lait pris sur la nourrice Maria Caravello qui présentait divers accidents syphilitiques sur le corps, mais rien sur les membres.

Le résultat fut négatif.

Exp. VIII. — Il en fut de même pour l'inoculation sur le même sujet de lait pris à Carmela Carani qui, elle, en était aux accidents tertiaires.

A ces deux observations Profeta ajoute ceci :

Deux autres faits observés par moi dans les premiers mois de mon doctorat peuvent être considérés comme des inoculations expérimentales, grâce à la présence d'érosions à la bouche, équivalentes aux plaies que pourrait produire une lancette, ou mieux, un vésicatoire.

Il s'agissait de deux jumeaux tout à fait exempts de syphilis et porteurs à la bouche de plaies dues à une brûlure par un aliment trop chaud. Ils purent tous deux sucer le lait de la mère atteinte *après l'accouchement* de syphilis grave et n'en eurent aucun accident syphilitique (1).

Voilà donc huit faits bien précis d'inoculation à individus parfaitement sains de lait provenant de nourrices manifestement syphilitiques. Tous les modes opératoires connus ont été employés : inoculation avec la lancette, injection sous-cutanée avec la seringue de Pravaz, application du liquide sur une surface dénudée par un vésicatoire.

La quantité de liquide employée a été portée jusqu'à deux grammes, et, dans tous les cas, le résultat a été négatif. De plus, comme le fait avec raison remarquer Profeta, on peut à bon droit considérer comme deux cas d'inoculations les deux cas d'enfants porteurs de plaies à la bouche et suçant le lait d'une nourrice authentiquement vérolée.

Nous avons vu avec quel soin les observations sont habituellement prises par les deux professeurs cités, Padova et Profeta. Pour nous, la conclusion à tirer est bien simple : il ne nous paraît pas possible qu'un liquide pouvant, par absorption, infecter l'économie au point de donner cette syphilis infantile, le plus souvent si grave, reste innoffensif quant il est déposé sur une plaie récente, injecté même dans le tissu cellulaire sous-cutané. Ces réflexions nous ramènent à la question des virus que nous croyons avoir suffisamment traitée ; mais elles conduisent aussi à une objection possible, objection qui cependant n'a pas été formulée comme elle aurait pu l'être. Le sperme nous dira-t-on est une secrétion

(1) Profeta. Studi sulla sifilide per allatamento. Firenze, 1866.

normale ; on ne cite pas de cas d'inoculation de la vérole par le sperme, et cependant le liquide renferme en lui les éléments de la contagion, puisque un enfant peut naître infecté d'un père malade et d'une mère parfaitement saine. Nous ne songerons pas un seul instant à nier les cas de transmission par le père seul ; mais nous n'en contesterons pas moins l'analogie établie entre le sperme et les autres sécrétions normales, entre des liquides qui en les supposant véhicules d'un virus ne pourraient être dans tous les cas que des éléments modificateurs quand le sperme est, lui, un élément formateur. En outre nous ne croyons pas qu'on ait essayé souvent d'inoculer le sperme provenant de syphilitiques. Il n'existe à notre connaissance aucune expérience semblable, tandis que pour les autres sécrétions, larmes, salive même, la tentative a été faite. Vidal a inoculé à un sujet sain les larmes provenant d'un syphilitique. Diday en a fait autant après avoir expérimenté sur la salive. Dans aucun cas il n'ont obtenu de résultat. Vu leur brièveté, nous pouvons même y ajouter les deux faits suivants rapportés par Profeta.

1° La salive provenant de Francisque Paulosantonocito, enfant de 4 ans, porteur de plaques muqueuses à l'anus et d'une roséole sur le tronc et l'abdomen.

2° La salive provenaut de Léonard Catania, 11 ans, syphilitique secondaire, victime d'un attentat à la pudeur, furent inoculées en différents points de l'épaule gauche d'un individu parfaitement exempt d'accidents syphilitiques. Il ne se manifesta aucun phénomène morbide (1).

De faits aussi nets et aussi nombreux nous pourrions im-

(1) Profeta. Osservatore medico (fascic. III, 1871).

médiatement tirer cette conclusion que, dans aucun cas la vérole n'est transmissible par le lait, pas plus que par les autres sécrétions. Mais voilà qu'une revue allemande paraissant à Saint-Petersbourg vient cette année même de publier une expérience qui renverserait d'un seul coups notre édifice si solidement construit.

Le *Petersburg medicinen Voćhenschrilt* n° 23 1876 a publié trois observations dont il a été fait mention depuis dans le *British médical* journal 11 nov. 1876 et le *médical Enquirer* du 15 novembre.

Nous traduisons d'après ce dernier journal :

M. Woss a inoculé à l'aide de la seringue de Pravaz du lait de femme syphilitique à trois prostituées. L'une était syphilitique et n'eut rien. La deuxième avait une uréthrite et ne fut pas atteinte. La troisième eut un gonflement inflammatoire ; suppuration s'ensuivit et localement elle fut guérie en une semaine.

40 jours après parut une éruption papuleuse autour du point où avait été faite l'injection.

5 jours après, une éruption maculo-papuleuse avec adénite parut sur tout le corps. Le mercure en fit justice.

Nous voyons de suite qu'il y a loin de cette expérience aux expériences italiennes, au point de vue des précautions prises, des renseignements donnés, des détails rapportés. Que voulait-on obtenir en inoculant un liquide prétendu véhicule du virus à une femme chez qui, dans tous les cas, il ne pouvait rien produire ?

Que vient faire dans cette observation l'uréthrite de la deuxième femme ? Ce renseignement est-il donné uniquement pour expliquer la présence de la femme à l'hôpital, ou le médecin russe serait-il encore un partisan de l'unité de la syphilis et de la blennorrhagie? — Pour nous, c'est tout simplement un cas de plus d'inoculation négative; car il n'y avait pas de raison pour qu'une femme atteinte seulement d'uréthrite ne fût pas infectée si le lait eût été réellement un agent de contagion.

Reste la troisième femme, chez qui l'expérience présente au premier abord un intérêt capital, puisque le résultat aurait été positif.

Quelle différence entre cette inoculation et celles qui furent pratiquées sur le Dr Golgi!

Ici, un médecin très au courant de son aptitude à contracter la maladie, puisqu'il est certainement exempt de toute atteinte antérieure; là, une femme vivant de prostitution, exposée (combien de fois par jour?) à tous les modes de contagion.

Avant de commencer la discussion de ce fait, en apparence si simple, qu'il nous soit permis de citer comme terme de comparaison une autre observation plus précise, une inoculation positive aussi dans laquelle on s'est servi, non pas de lait, mais de sang provenant d'une femme atteinte d'accidents secondaires.

Exp. IX. — Le 6 février 1862, le professeur Pellizzari inocula les docteurs Borgioni, Rosi et Passagli. avec le sang d'une malade nommée A. T., âgée de 25 ans, affectée de syphilis constitutionnelle et qui n'avait encore été soumise à aucun traitement mercuriel. Le sang fut recueilli de la veine céphalique avec une lancette neuve. La malade présentait de nombreuses plaques muqueuses sur la lèvre gauche, vers la commissure inférieure, c'est-à-dire au point où avait apparu l'accident primitif. Eruption syphilitique confluente, engorgement des ganglions cervicaux postérieurs. Pustules sur le cuir chevelu. Le sang fut pris d'une partie du bras de la malade où il n'y avait aucune trace d'éruption. On lava ce bras et le chirurgien se lava lui-même les mains.

La bande et le vase destiné à recevoir le sang n'avaient jamais servi. Au moment où le sang coulait bien de la veine céphalique, on en reçut un peu sur de la charpie que l'on plaça ensuite à la partie supérieure du bras gauche du docteur Borgioni, partie dont l'épiderme avait été enlevé et où trois incisions transversales avaient été faites. Cette partie correspondait à l'insertion inférieure du deltoïde. On répéta cette opération sur les docteurs Rosi et Passagli; mais lorsqu'on appliqua le sang sur le bras du premier de ces médecins, il était froid, et quand on le plaça sur le bras du second il était coagulé.

On enleva le pansement du docteur Borgioni 24 heures après l'opération, et on n'observa au siége de l'inoculation qu'une petite croûte formée par du sang coagulé. On enleva ensuite les pansements des deux autres médecins; mais on ne constata aucun fait digne d'être mentionné. Quatre jours après cette inoculation, toute trace d'opération avait disparu.

Le 3 mars (soit vingt-cinq jours après), au matin, le docteur Borgioni annonça au professeur Pellizzari qu'au centre de la surface inoculée existait une élévation très-légère et accompagnée de quelques démangeaisons. Le professeur Pelizzari, ayant examiné le bras constata la présence d'une petite papule arrondie et d'un rouge sombre. Il n'existait pas d'induration de la base de la papule, ni d'engorgements des ganglions axillaires correspondants. On couvrit cette papule de charpie sèche et de diachylon pour éviter les frottements.

Le professeur Pelizzari examina le bras chaque jour : au huitième jour la papule avait acquis les dimensions d'une pièce de vingt centimes, le douzième jour elle était couverte d'une écaille mince, adhérente, ressemblant à une feuille d'argent, écaille qui devint, les jours suivants, moins adhérente, mais plus épaisse et commença à se détacher au centre. Au quatorzième jour les ganglions axillaires s'engorgèrent, acquirent les dimensions d'une noix et restèrent indolents et mobiles sous la peau.

La papule devint un peu plus sensible, et le 19 mars, en prenant sur la croûte, on fit sortir de dessous ses bords une petite quantité de matière séro-purulente et on détermina une légère douleur. Les ganglions axillaires étaient plus développés et plus durs, mais toujours indolents. La papule ne présentait pas à la base d'induration apparente. Le vingt et unième jour, l'écaille était transformée en une véritable croûte qui commença à se détacher à un bord et laissa voir un ulcère sous-jacent. Alors apparut une légère induration; au vingt-deuxième jour le croûte se détacha et on put constater l'existence d'un ulcère taillé en entonnoir, à bords résistants, élastiques et formant une induration annulaire. Ces bords étaient saillants, adhérents et légèrement inclinés vers la base de l'ulcère qui était recouvert d'une petite quantité de matière sécrétée. La douleur était légère ; on appliqua seulement de la charpie sèche. Le vingt-sixième jour l'ulcération avait acquis les dimensions d'une pièce de 50 centimes, était le siége d'une sécrétion plus abondante et présentait une induration plus considérable ; le 4 avril cet ulcère resta stationnaire, et sa base commença à bourgeonner. Les ganglions correspondants restèrent engorgés et indolents.

Alors commencèrent à se manifester de légères céphalées nocturnes et les ganglions cervicaux s'accrurent un peu. Le 12 avril apparurent à la surface du corps et particulièrement sur la poitrine et les régions hypochondriaques des taches rouges, irrégulières et ne déterminant aucune douleur.

L'éruption devint plus confluente les jours suivants, s'accrut pendant huit jours environ, et ne fut accompagnée d'aucun malaise général. Le 20 avril le chancre présentait toujours ses caractères spécifiques et n'offrait aucune tendance à se cicatriser. Le 22 avril, la couleur de l'éruption était nettement cuivrée, et au milieu des taches se voyaient des papules de la grosseur d'une lentille. Les bords du chancre commencèrent à devenir purulents. On donna alors du mercure (1).

Papule isolée, arrondie, d'un rouge sombre, voilà donc comment débute la syphilis après inoculation d'un liquide tenant en suspension le virus. Marche régulière de la maladie, deux incubations, tout se retrouve dans cette observation : tandis que dans celle de M. Woss rien ne ressemble à une syphilis acquise à l'époque indiquée. Aussi voulons-nous démontrer que la femme, sujet de cette expérience, était déjà syphilitique.

Constatons, d'abord, qu'une prostituée se trouve dans de telles conditions qu'on peut, de prime abord, douter de sa

(1) Rapportée par Lee : De l'inoculation syphilitique. Traduction de Baudot, 1863, p. 86.

santé parfaite. Ces femmes habituellement assez au courant des moyens à employer peuvent, plus facilement faire disparaître les traces d'accidents antérieurs ou en cacher le début, Il y a toujours là quelque question accessoire et pas du tout médicale, de police ou autre, qui induit facilement en erreur.

Il y a donc lieu de mettre ici complètement de côté les renseignements fournis par la femme. C'est par un examen direct que M. Woss aurait dû rechercher l'existence de la syphilis. De plus, cette femme eût-elle bien consenti à cette petite opération, si elle n'avait eu quelque raison d'en prévoir le peu de gravité?

A ces considérations un peu théoriques, s'ajoute un fait plus palpable : la marche de la maladie.

Après l'inoculation, nous voyons se produire un phénomène tout local; tuméfaction, suppuration. Nous n'avons qu'à nous reporter aux expériences de Padova pour constater que le même fait s'est produit chaque fois qu'une certaine quantité de lait a été introduite dans le tissu cellulaire.

Un liquide quelconque eût probablement agi de même.

Laissant de côté cette complication sans importance, nous voyons que quarante jours après, seulement, apparaît quelque chose *autour* du point, siége de l'inoculation.

Nous savons bien qu'aujourd'hui, l'incubation de la vérole a une grande tendance à se prolonger, que sa durée n'est plus actuellement ce qu'elle était il y a cinquante ans, que le chiffre de quarante jours est souvent atteint; mais il faut remarquer aussi, que dans la plupart des cas cités d'inoculation directe par la lancette, l'incubation a été habituellement plus courte. On a même noté une incubation de dix jours (anonyme du Palatinat).

La marche de la maladie dans le fait de M. Woss n'est-elle pas bien lente?

Cette considération est d'importance médiocre, nous l'avouerons; mais il n'en est plus de même si nous considérons l'accident premier par lequel aurait, au dire de M. Woss, débuté la maladie : éruption papuleuse autour du point où avait été faite l'injection. Tel n'a jamais été le début d'un chancre. Une papule se recouvrant peu à peu d'une croûte nous eût pleinement convaincu.

Cela n'est encore rien ; mais nous nous refusons absolument à voir dans le cas en question une syphilis au début, quand nous voyons apparaître au bout de cinq jours une éruption maculo-papuleuse généralisée. Des accidents secondaires au bout de cinq jours avant même que l'accident primitif ait pris la forme d'un chancre. Pour nous, il y a là une erreur évidente, tandis que tout s'explique le plus naturellement du monde si nous supposons la femme syphilitique avant l'inoculation. On sait que toute plaie, toute éraillure est un point d'appel pour les accidents syphilitiques. Au moment où une poussée secondaire allait se faire une plaie incomplètement ou récemment cicatrisée s'est trouvée là. Par elle a débuté l'éruption maculo-papuleuse. Ce n'est même pas au point d'inoculation, mais autour de ce point qu'elle s'est faite.

Il ne faut rien voir de plus dans ce fait qu'au premier abord on pourrait prendre pour un cas d'inoculation positive.

Et cette question de l'appel au niveau d'une plaie est si importante, elle est pour nous si bien constatée, que nous nous sommes demandé souvent si la présence d'un chancre induré même au point inoculé, eût pu, *dans tous les cas*, prouver la virulence du liquide.

Ce dernier point est pour nous hors de doute ou à peu près si l'incubation est de quarante jours. Mais si nous nous trouvons en présence d'une incubation de quinze à vingt jours ou même moins, voici à quels point de vue on peut, selon nous, envisager la chose.

Dans la période première d'incubation, quelle que soit sa longueur, le sujet est déjà constitutionnellement atteint. Tout le prouve : la céphalalgie, les douleurs vagues, la fièvre surtout, dont nous avons eu sous les yeux, tout récemment, un cas remarquable.

L'éraillure première cause de tout le mal et siégeant à la verge ou ailleurs, a pu se cicatriser en quelques heures, si nous l'avons supposée aussi peu étendue, aussi peu profonde que possible. — Or, qu'au moment où doit se faire l'apparition du chancre, au trentième jour par exemple, se produise un traumatisme quelconque et que la plaie résultant de ce traumatisme soit immédiatement en contact avec la porte d'entrée du virus, n'est-ce pas cette plaie et non la vieille cicatrice qui va devenir un chancre.

Ce fait admis comme possible, on peut supposer la plaie un peu plus éloignée.

Dès lors ne pouvons-nous pas arriver à cette conclusion que l'accident primitif débute peut-être dans certains cas ailleurs qu'au point où s'est faite l'absorption du virus.

M. Robin nous apprend que les tissus recouverts d'épithélium cylindrique ne peuvent être le siège du chancre. Si ce même tissu est le point de départ de l'absorption, en quel point aura lieu la première manifestation de la syphilis ?

Nous pouvons citer un cas remarquable que nous avons observé à l'Hôtel-Dieu de Lyon dans le service de M. le docteur Gayet :

Un homme eut un chancre induré type succédant à une plaie du *cuir chevelu* causée par un coup de griffe d'un chien.

Nous regrettons de n'avoir que fort peu d'observation détaillées de chancres à siége anormal. Aussi n'émettons-nous notre idée que sous forme d'hypothèse très-discutable, actuellement basée sur un trop petit nombre de faits.

Pour en revenir au fait de M. Woss, fait dans lequel nous n'avons vu qu'une poussée secondaire parfaitement classique chez une femme infectée peut-être depuis longtemps avant son entrée à l'hôpital, nous dirons que ce cas est le seul donné comme positif. Nous lui avons opposé non-seulement de nombreuses observations cliniques, mais encore un nombre relativement considérable d'inoculations dont aucune n'a produit de résultat.

CHAPITRE IV.

Nous croyons avoir démontré que le lait dans aucun cas ne pouvait être un agent de transmission de la syphilis. Devons-nous en conclure qu'on peut sans danger pour un enfant lui donner indifféremment une nourrice saine ou une nourrice syphilitique ? Non ; parce que dans le choix d'une nourrice on ne doit pas considérer la vérole comme la seule maladie à craindre. Et même, pour ne parler que de celle-là, est-on bien sûr que l'enfant ne sera pas contaminé par un des mille moyens de contacts, aussi fréquents que nécessaires entre nourrice et nourrisson. Il est vrai que si toutes les précautions sont prises, l'état du mamelon constamment surveillé, les baisers soigneusement évités, l'enfant aura à peu près toutes les chances d'échapper à la contagion ; mais nous avons vu que la syphilis atteint assez profondément l'organisme pour diminuer rapidement le nombre des globules rouges, et que si à cette cause débilitante pour la nourrice vient encore s'ajouter un traitement mercuriel prolongé, cause peut-être plus puissante encore de déglobulisation, on ne peut admettre que cette modification profonde de l'organisme n'ait aucun retentissement sur les organes de lactation (1). Il sera donc toujours préférable de donner à un enfant sain une nourrice saine.

Il n'en sera plus de même si l'enfant vient au monde avec des symptômes manifestes de syphilis.

Certainement cet enfant ne pourrait que gagner à sucer de bon lait ; mais cet avantage est trop largement compensé par la possibilité de contagionner sa nourrice. Si, dans ce cas, une nourrice est *quand même* donné à l'enfant, elle doit être prévenue.

Les lois les plus élémentaires de l'honnêteté interdisent aux parents de lui dissimuler les dangers qu'elle peut courir. Malheureusement, après une pareille confidence, c'est la nourrice qu'il faut surveiller, car elle ne manquera pas de refuser le sein, de nourrir artificiellement l'enfant, ou même de le laisser sans nourriture, dès qu'elle ne se sentira plus sous l'œil inquisiteur des parents.

(1) MM. Vernois et Becquerel ont prouvé que le lait d'une femme syphilitique renferme plus de sérum et moins de caséine.

Une nourrice syphilitique guérie de tous accidents, et n'ayant plus à se traiter, réaliserait, dans ce cas, toutes les conditions de succès.

S'il est impossible (ce qui arrive le plus souvent) d'en trouver une, le mieux sera de revenir à l'allaitement par la mère. Mieux vaut donner à l'enfant le sein d'une femme syphilitique et même traitée journellement par les spécifiques, que de le condamner à l'allaitement artificiel quelque bien dirigé qu'il soit.

Il est généralement admis qu'un enfant né d'un père syphilitique ne court aucun danger de contagion du fait de sa mère, s'il a pu naître et vivre quelques mois exempt de tous accidents.

N'y aurait-il pas lieu de faire ici une réserve pour le cas où les manifestations avaient déjà disparu chez la mère au deuxième mois, ou si l'infection date seulement des deux derniers mois de grossesse.

Il semble en effet que, dans ce cas, l'enfant reste dans les conditions ordinaires. Il est alors moins dangereux et probablement meilleur de lui donner une nourrice.

Ces questions, que nous ne faisons qu'effleurer, nous amènent naturellement à dire quelques mots des conséquences que peuvent avoir devant les tribunaux les erreurs et les incertitudes en présence d'un cas de transmission.

Il est bien certain que lorsqu'un enfant reconnu sain, né de parents très-certainement exempts de toute affection syphilitique, est rendu à ses parents porteur d'accidents, et que la nourrice présente elle-même des traces de la maladie, on a lieu de supposer que cette nourrice a été la cause du mal.

Néanmoins, en pareil cas, il ne suffira jamais d'une syphilis manifeste chez la nourrice pour conclure que l'enfant a été contaminé par elle. Ce qu'il importera d'examiner surtout ce sera l'âge de la maladie.

La nourrice aura-t-elle encore un chancre induré du sein alors qu'on trouve chez l'enfant une roséole abondante et surtout des plaques muqueuses dans la bouche, cette nourrice ne pourra plus être accusée.

La marche de la maladie est rapide chez l'enfance, c'est vrai, mais elle n'en débute pas moins chez eux comme chez l'adulte, et la présence d'un chancre induré est l'origine de tous accidents acquis. C'est au moins actuellement l'opinion de Rollet, dont l'autorité fait loi en pareille matière.

Si donc un chancre n'a jamais été constaté sur l'enfant, mais qu'on en retrouve un au sein de la nourrice, c'est aux parents qu'il faudra remonter pour trouver la source vraie. Souvent elle sera difficile à découvrir.

Combien de femmes ignorent que leur mari a pu autrefois être malade.

L'enfant naît vérolé par le fait de son père ; si la mère est malade, à son tour, les accidents qu'elle peut présenter passent bien des fois sous le couvert d'une écorchure, d'un rhume. Le père et la mère sont dans d'excellentes conditions hygiéniques : si, par hasard, on les interroge, l'un des deux au moins nie avec une parfaite bonne foi ; l'autre n'est pas très-convaincu. Il a toujours douté que ces quelques taches, que ce mal de gorge aient réellement été la syphilis. Il nie aussi. C'est donc la nourrice qui a fait tout le mal.

Et voilà une pauvre femme malade par le fait de son nourrisson. Elle va contaminer son mari et ses enfants, et sera peut-être encore condamnée par les tribunaux.

Il importe donc, de bien savoir que les conditions de contagion, sont les mêmes pour un nourrisson que pour un adulte, et que si, ce qui arrive souvent, l'enfant reçoit la maladie de sa nourrice, c'est dans un des nombreux contacts journaliers qu'il faut en chercher la cause.

Nous avons cité une observation de Pellizzari, qui prouve combien il faut mettre de soins et de patience dans la recherche des cicatrices, recherche d'autant plus importante, qu'il sera toujours au moins imprudent d'accuser la nourrice, si on ne peut trouver les traces d'un chancre induré à la bouche de l'enfant, et les stigmates d'une lésion antérieure au mamelon qui a servi à l'allaitement.

Sans vouloir entrer là-dessus dans des détails qui nous entraîneraient hors de notre sujet, nous terminerons ce travail, en formulant d'une façon nette et précise, les règles à suivre pour le choix d'une nourrice, partout où la question de la syphilis est posée.

1° Si l'enfant nait sain de parents sains, il est clair qu'on aura seulement à chercher une nourrice saine aussi. Le médecin appelé à la visiter, l'interrogera d'une manière aussi complète que possible sur ses antécédents. Il n'aura garde de négliger les renseignements qu'on peut tirer des prescriptions faites pour une maladie antérieure. Il s'informera de l'état du mari, demandera à voir les enfants. Cela fait, il procèdera à un examen sérieux de la nourrice. Les organes génitaux, les lèvres, le mamelon, seront visités avec soin. Il cherchera s'il existe un engorgement significatif des ganglions cervicaux, axillaires, épitrochléens.

2° Si l'enfant nait manifestement syphilitique par le fait de sa mère, il sera prudent de laisser celle-ci nourrir son enfant. Si elle manque de lait, on pourra chercher une nourrice à l'abri de la contagion, mais autant que possible débarrassée d'accidents généraux et de traitement spécifique. En l'absence de ce moyen, il ne reste plus comme dernière ressource que l'allaitement artificiel, le pire de tous, à moins qu'une nourrice bien prévenue et dont l'honnêteté soit connue, ne s'engage à donner réellement le sein à l'enfant, en prenant d'ailleurs toutes les précautions qu'on aura soin de lui indiquer.

3° L'enfant peut naître sain en apparence, d'une mère malade. Ici une distinction est à faire, suivant que la mère a présenté des acccidents du premier au septième mois, ou que la contagion ne date chez elle que des deux derniers mois. Dans ce dernier cas, bien que le fait ne soit pas prouvé, il se peut que l'enfant n'ait acquis aucune immunité; nous serions donc d'avis de recommander à la mère les mêmes précautions que si elle avait à allaiter un nourrisson étranger.

Quant à une nourrice mercenaire, il est difficile d'y songer, car on a bien des chances de voir apparaître d'un moment à l'autre, des accidents syphilitiques chez l'enfant, qui ne tarderait pas à infecter sa nourrice.

Dans ce cas donc, allaitement maternel, ou, si l'allaitement est confié à une nourrice, surveillance attentive et quotidienne de l'enfant, dont les accidents buccaux seront immédiatement cautérisés.

Nous avons à dessein laissé de côté, le cas où le père seul étant syphilitique, avait pu transmettre la vérole à son enfant; il est très-probable alors, que le fœtus a, pendant la grossesse, infecté la mère. Cette question rentre donc dans l'un des deux cas précédents.

D'une manière générale, l'allaitement par une nourrice syphilitique, demande les plus minutieuses précautions, sauf peut-être dans le cas où la nourrice est en même temps la mère, puis qu'alors, surtout si elle a présenté des accidents durant la grossesse, les chances de contagion peuvent être considérées comme nulles.

CONCLUSIONS

1° Le lait d'une femme syphilitique peut être ingéré, sans qu'on ait à craindre l'infection.

2° Les inconvénients de l'allaitement par une nourrice syphilitique s'expliquent non pas seulement par une modification du lait et un état de débilité de la nourrice, mais aussi, surtout peut-être, par la diminution des globules rouges du sang de l'enfant, sous l'influence d'un traitement mercuriel indirect.

3° Le lait n'est dans aucun cas le véhicule du virus, puisque, inoculé à la surface d'une plaie, il ne produit jamais la syphilis.

4° En hygiène, l'allaitement bien surveillé par une femme syphilitique, devra être préféré à l'allaitement artificiel.

5° En médecine légale, si un enfant présente des symptômes de syphilis, le fait que sa nourrice est syphilitique, ne suffira pas à justifier une plainte des parents.

On devra tenir compte avant tout de l'âge et du siège des accidents.

A. Parent, imprimeur de la Faculté de Médecine, rue Mr-le-Prince, 31.

www.ingramcontent.com/pod-product-compliance
Ingram Content Group UK Ltd.
Pitfield, Milton Keynes, MK11 3LW, UK
UKHW021937200726
13855UKWH00007B/1129